AYUNO RACIONAL

para el

Rejuvenecimiento Físico, Mental y Espiritual

POR ARNOD EHRET

TRADUCIDO POR DAVID GIL

ESPAÑA - 2019

© 2019 David Gil - Editor y Traductor

Reservados todos los derechos. No se permite la reproducción total o parcial de esta obra, ni su incorporación a un sistema informático, ni su transmisión en cualquier forma o por cualquier medio (electrónico, mecánico, fotocopia, grabación u otros) sin autorización previa y por escrito de los titulares del copyright. La infracción de dichos derechos constituye un delito contra la propiedad intelectual.

Descargo de responsabilidad: Toda la información alojada en este Libro se basa en la traducción de la Obra Original en inglés, y en la investigación del Traductor-Editor y sus Colaboradores y es solo y exclusivamente para fines informativos y educativos. Si usted, como Lector, elige aplicar cualquier contenido de este Libro, para sí o para otros, ni el Editor, ni el Traductor, ni ninguno de sus Colaboradores, se hacen responsables, en modo alguno, ni bajo ningún concepto, de lo que es una decisión suya personal, ni de las acciones, decisiones y respectivas consecuencias que, de dichas acciones, puedan derivarse, para usted o para terceras personas. Ni el Autor, ni el Traductor de este Libro, ni ninguno de sus Colaboradores, garantizan, ni implícita, ni explícitamente que, aplicar o seguir el Sistema Curativo que, por su Autor Original, se propone en este Libro, pueda curar, remitir o sanar enfermedades, diagnósticos, malestar o dolencias, ni resolver o mejorar padecimientos o síntomas que pueda tener una Persona. El contenido alojado en este Libro no pretende sustituir una relación individualizada con un Profesional de la Salud cualificado y no está pensada como consejo médico. El Editor, el Traductor y sus Colaboradores, pretenden, única y exclusivamente, que, el contenido alojado en este Libro (que no es más que una mera traducción, lo más literal y fidedigna que al Traductor le ha sido posible, del Libro Original en inglés), sea una herramienta de conocimiento de lo que el Autor Original del Libro ha querido transmitir y compartir al escribirlo. La información sobre Salud y opiniones que contiene el Libro Original, del que éste es, se insiste, una traducción lo más literal posible, están basadas en las investigaciones y experiencias del Autor Original, sin que el Traductor, ni el Editor, ni ninguno de sus Colaboradores hayan añadido ninguna información adicional a la que contiene el Libro Original aquí traducido. Si, pese a todo lo hasta aquí manifestado, usted, Lector, hace uso de la información alojada en este Libro, aplicándola para sí o para otros, lo hace bajo su EXCLUSIVA RESPONSABILIDAD, comprendiendo, aceptando y eximiendo de TODA RESPONSABILIDAD tanto al Editor, como al Traductor, como a sus Colaboradores, del uso correcto o erróneo, de la información y/o interpretación que de la misma usted haga del contenido de este Libro.

Título original: *Rational Fasting for Physical, Mental and Spiritual Rejuvenation.*

Autor: *Arnold Ehret*

Autor de la traducción: David Gil

Primera edición en español, marzo 2019

Depósito Legal: CR 388-2019
ISBN: 9781797872797

arnoldehret.info   dietaamucosa.com
caminoalorigen.es

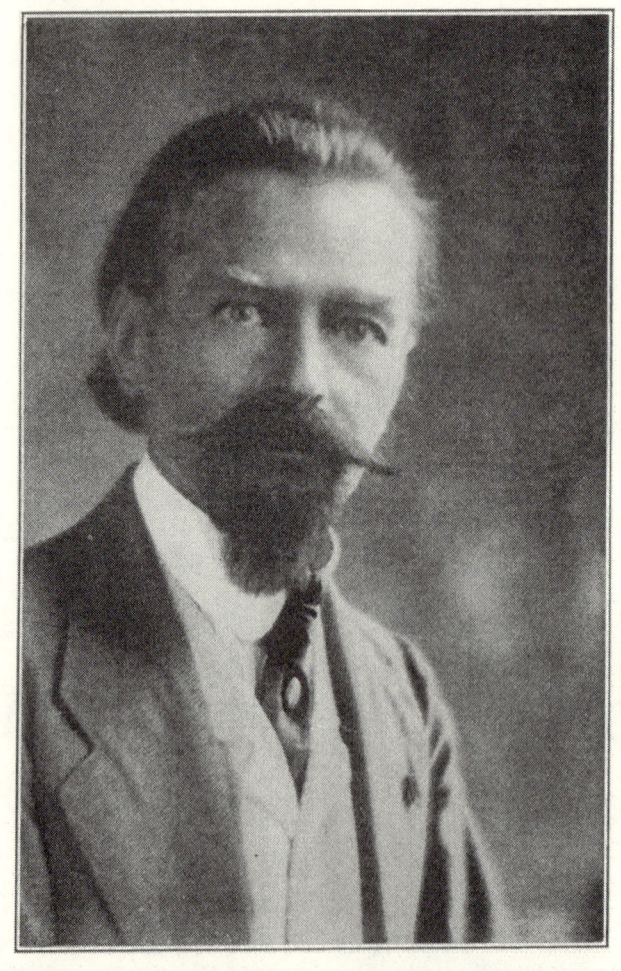

Yours for "Ehretism"

Prof. Arnold Ehret.

Contenidos

Introducción del Traductor por David Gil 7

Prefacio por Fred S. Hirsch 17
Introducción por Fred S. Hirsch 19

Parte I
La Causa Fundamental Común
en la Naturaleza de las Enfermedades 21
Remedios para la Eliminación de la Causa
Fundamental Común de las Enfermedades
y la Prevención de su Reaparición 45
La Causa Fundamental del Envejecimiento y
de la Fealdad 52
Conservación del Cabello 58
Incrementando la Longevidad 66

Parte II
Instrucciones Completas para el Ayuno 71
Ayuno Racional para el Rejuvenecimiento Físico,
Mental y Espiritual 73
Construyendo un Cuerpo Perfecto a través del Ayuno 78
Reglas Importantes para el Ayunador 84
Reglas Durante el Ayuno 87
Ayunos Cortos y el Plan Sin Desayuno 91
Renacimiento Espiritual a través del Ayuno Superior 96
Conclusión 98

Introducción del Traductor

por David Gil

A día de hoy, disponemos de diferentes ediciones del libro Ayuno Racional, pero aún más de su versión en inglés *Rational Fasting*. He podido conseguir copias de diferentes años, tanto en inglés como en español, y al estudiarlas y analizarlas, he comprobado que existen diferencias importantes respecto a la versión original que han ido apareciendo años después del fallecimiento de Arnold Ehret. Por lo que estas, aún estando en línea de las enseñanzas originales, no deja de ser un añadido que modifica la obra original. Porque con el tiempo, si se le permite a cada editor que haga modificaciones, al final obtendremos una desviación del mensaje verdadero. Con esta traducción, al igual que con la traducción publicada del *Sistema Curativo por Dieta Amucosa**, se pretende mantener la originalidad de las enseñanzas de Arnold Ehret sin censurar, ni eliminar, ni tergiversar nada.

UN POCO DE HISTORIA

Podemos decir que este libro, en su versión en inglés, fue publicado personalmente por Ehret en el año 1913. *"Rational Fasting" (Ayuno Racional)*

---

* *"Sistema Curativo por Dieta Amucosa"* traducción de la versión original disponible en *www.arnoldehret.info*

es una aparente traducción del libro, que años atrás escribió en alemán, titulado *"Kranke Menschen"*, pero con algunos contenidos actualizados por parte de Ehret. Pensamos que esto fue debido a sus nuevas experiencias vividas desde su primera publicación en alemán en 1911. La primera parte de este libro que tienes entre tus manos constituye lo que era en un primer momento *"Ayuno Racional y Dieta de Regeneración" (Rational Fasting and Regeneration Diet)* publicado en 1913. Posteriormente, sobre el año 1926, Fred S. Hirsch le cambió el nombre, llamándose *"Ayuno Racional: para el Rejuvenecimiento Físico, Mental y Espiritual" (Rational Fasting: for Physical, Mental & Spiritual Rejuvenation)* en la que se incluyo una segunda parte, que también encontrarás en este libro, que son las instrucciones completas para el Ayuno enseñadas por Arnold Ehret. Estas serían las versiones mas originales que pueden existir. A partir de aquí, las siguientes ediciones publicadas por diferentes editores empezaron a incluir algunos cambios.

Esta traducción ha sido realizada de manera fidedigna desde la versión original. La cual no ha sufrido modificaciones por parte de posteriores editores. Al igual que la traducción, corrección y edición que ya se publicó anteriormente del *Sistema Curativo por Dieta Amucosa*, todo el trabajo realizado en expresar de forma auténtica las palabras de Ehret ha sido llevado a cabo por personas que conocemos muy bien la obra completa de Ehret, y que llevamos años estudiando y practicando correctamente sus enseñanzas, sin ser influenciados por las erróneas interpretaciones, ni por las tergiversaciones, de personas que no llegaron a seguir de un modo racional este sistema curativo, ni el modo de vida, predicado por el Profesor Ehret.

SOBRE EL AYUNO

Existen muchos libros en el mercado que hablan sobre el Ayuno. Todos los autores tienen algo que aportar, nombrando diferentes técnicas de cómo entrar o salir del ayuno. Pero todos fallan en cierta medida. Algunos conocen parte de la teoría, pero fallan en como actuar debidamente, al igual que en la posterior realimentación. También cometen un tremendo error, y es que no tienen en cuenta una preparación previa mediante una dieta de adecuada antes de iniciar estos ayunos. Ehret propone en su *Sistema Curativo por Dieta Amucosa* una dieta de transición que prepara al paciente para los Ayunos.

Como leerás más adelante, en la Parte II de este libro, Arnold Ehret enumera diferentes estrategias de Ayuno, y detalla unas importantes reglas básicas para llevarlo a cabo.

Lo maravilloso del Profesor Ehret, es que, a diferencia de otros "expertos en ayuno", toma como punto de partida el estado del paciente, teniendo en cuenta sus hábitos de vida pasados, cual a sido su anterior alimentación, si ha tomado medicamentos o drogas, y durante cuanto tiempo los ha estado usando, etc. Y sobre todo, viendo la enfermedad como una obstrucción de materias extrañas, es decir, mucosidad, desechos de alimentos sin digerir, pus, toxinas, etc. Teniendo en cuenta esto, como podrás comprobar por la lectura de este libro, se puede utilizar el ayuno de manera más segura y racional.

El Ayuno es el método más eficaz por naturaleza para recuperar la Salud. Y Ehret sabía que si alejarnos de nuestra Naturaleza nos llevaba a la enfermedad, regresar de vuelta a ella nos traerá de nuevo la Salud y Felicidad. Por lo tanto, en este camino al origen, debemos emprenderlo con prudencia y paciencia, paso a paso, es decir, iniciándonos en Ayuno de forma cautelosa, aprendiendo de nuestra propia experiencia. Ya que la teoría la tenemos en nuestras manos, solo nos falta esa práctica que, como es lógico, la obtendremos con el tiempo, aplicando de forma racional este Sistema Curativo sobre nuestro cuerpo.

El método de Ayuno, por muchos que otros "expertos en Salud" lo apliquen erróneamente de manera general, debe realizarse de forma individual de acuerdo a las condiciones previas del paciente. Al igual que no puede, ni debe ser premeditado, es decir, no debes planificar con antelación realizar un ayuno de 3, 7, 12 o más días, porque puede ser que, en el segundo día de ayuno, tu condición cambie, a consecuencia de haber puesto demasiados desechos en circulación, afectando peligrosamente a tu vitalidad.

Practicar el Ayuno es un arte, igual que llevar una alimentación que te prepare para estos ayunos. La experiencia es quien te da la sabiduría, y aunque otros "expertos en ayuno y dietética" te digan lo que tienes que hacer, al final quien decides eres tú.

Y solo tú sabes lo que está sucediendo en tu organismo en cada momento, por lo menos conocedor de los síntomas, y con esto podrás elegir que decisión tomar, si seguir con el ayuno, usar alguna herramienta de apoyo a la eliminación como laxantes, enemas, descanso, etc., o finalizar el ayuno debidamente con las diferentes formas que recomienda Ehret (con laxante, con frutas, con vegetales crudos, pasando a una dieta líquida, etc.). Las condiciones del paciente varían durante el ayuno, es algo que Arnold Ehret advierte en sus enseñanzas. Por esto hay que estar alerta, teniendo en conocimiento nuestro pasado (la dieta anterior, si hemos tomado medicamentos o drogas, operaciones quirúrgicas, etc.) y seguir una dieta de transición que haga más llevaderos, más seguros y más eficaces estos ayunos.

Y otro punto importante a tener en cuenta es que el lego, la Ciencia Medica, y otros "expertos en ayuno" si coinciden en que el cuerpo durante el ayuno se alimenta de sus propias "reservas de glucógeno", pero piensan e intentan demostrar erróneamente que una vez pasadas las primeras 24-36 horas, el organismo empieza a alimentarse de su propia grasa y proteína creyendo que es transformada en azúcar simple. Si esto fuera cierto, una persona obesa seria capaz de ayunar por mucho tiempo. Pero sabemos que no es así. Ehret es el único que descubrió lo que pasa en el organismo mientras se somete a un ayuno. Y es que el cuerpo, al suprimir el alimento, empieza a eliminar desechos y comienza con el proceso de regeneración. Por esto mismo, Ehret propone ayunos cortos, alternados con una dieta amucosa, para ayudar mediante las cualidades de disolución y eliminación de los alimentos a sacar fuera los desechos puestos en circulación por el ayuno, además de introducir las sustancias vitales, para que el cuerpo pueda seguir con su función de regeneración. Cuando durante un ayuno se pierde peso, a lo que llamamos "grasa", es toxemia que estábamos teniendo almacenada. Y ese musculo, o proteína, que creemos que hemos perdido, es escoria, no es musculo, no son fibras musculares las que se pierden, son tejidos inflamados con retención de liquido con toxemia en su interior. Por esto, esta demostrado, y Ehret así lo afirma, que los flacos pueden ayunar por mucho mas tiempo, y si se esta sano, el peso corporal no se ve reducido.

EL AUTÉNTICO AYUNO INTERMITENTE

Hoy en día se habla mucho del ayuno intermitente, pero pocos son quienes lo aplican correctamente. El ayuno intermitente no se basa en dejar de comer uno o dos días y el resto del tiempo comer todo lo que nos da la civilización. Como ya debes saber, el proceso de adquirir la Salud y la Felicidad, no solo se basa en una dieta, ni en saber qué hay que comer y qué no hay que comer. Este camino es un completo estilo de vida, dedicando todo el tiempo a lo único que posees, lo que es realmente tuyo, tu cuerpo, tu templo. Obviamente, se necesita siempre una transición, un cambio progresivo en tus hábitos incorrectos de vida. Que gracias al profesor Ehret, y a quienes fueron sus influencias, tenemos las pautas de como realizar este "camino a casa".

Arnold Ehret ya acuñó este nombre en sus textos, AYUNO INTERMITENTE *"Intermittent Fasting"* (pag. 88 de este libro) es decir, realizar ayunos cortos combinados con una dieta de limpieza. Como leerás más adelante, Ehret propone diferentes ayunos. El principal de todos es el ayuno intermitente diario (16/8), que significa que desde la cena, hasta la comida del día siguiente han de pasar aproximadamente 16 horas. Y en las otras 8 horas restantes, realizar de una a tres comidas, según el estado del paciente y su recorrido en este Sistema, según explica Ehret. También se exponen los ayunos de 24 horas, es decir, una comida al día, los ayunos de 36 horas, la combinación de varios días de ayuno con una dieta amucosa, etc. Pero siempre considerando el Ayuno como la parte esencial del *Sistema Curativo por Dieta Amucosa*. Todas las elecciones en variar los tipos y combinación de alimentos tiene como objetivo prepararnos para estos ayunos.

EHRET NO RECOMIENDA AYUNOS PROLONGADOS

Así es, el profesor Ehret no recomienda ayunos prolongados para los principiantes que no han pasado antes por una larga dieta de transición, y que no han realizado los muy necesarios ayunos cortos. Muchos entusiastas fanáticos del ayuno, piensan que con un largo ayuno podrán alcanzar la perfecta Salud. Muchos han fallado en su intento, sometiéndose a ayunos de 21, 30 o 40 días, sin una preparación previa. Debemos recordar que cuando

Ehret realizó su ayuno de 49 días en Colonia, Alemania, el 26 de junio de 1909, él ya había estado realizando pruebas dietéticas durante 12 años, desde que fue diagnosticado de la "incurable" enfermedad de Bright, y en los últimos se había alimentado con muy poca cantidad de comida que consistía en frutas y alimentos sin mucosidad, habiendo realizado anteriormente ayunos cortos y sistemáticos de acuerdo a sus condición.

Por lo tanto, ten en cuenta esto, y prepárate para el ayuno mediante una correcta dieta de limpieza, como bien explica el profesor Ehret en este libro y en su *Sistema Curativo por Dieta Amucosa*.

EL AYUNO, EL ÚNICO CAMINO AL ORIGEN

Si nos remontamos a tiempos pasados, el ayuno era tomado por muchos que querían superar enfermedades. Pero solo unos pocos lo usaron como un modo de vida para acceder al mundo espiritual. Pitágoras, cuando llegó a Egipto, se tuvo que someter a un ayuno de 40 días recomendado por los maestros para poder comprender la sabiduría que iba a recibir. Jesús, educado por los esenios, ayunó durante 40 días y 40 noches en el desierto, alcanzando después toda la sabiduría que posteriormente predicó, al igual que Moisés en el monte Sinai. Los Egipcios, Griegos, Judíos y Esenios lo consideraban como un ritual físico y espiritual.

Por lo tanto, es un error dejar a un lado la espiritualidad del ser humano. Quien se hace preguntas debe buscar las respuestas, y en esta búsqueda nos vamos encontrando con que hay nuevas puertas que se van abriendo. Cuando uno se inicia en el camino del culto al cuerpo, esta iniciando también un camino espiritual. El Sistema Curativo por Dieta Amucosa, no se basa solo en eliminar la enfermedad, sino en buscar esa pureza original que tuvo el ser humano en su origen. Un cuerpo limpio debería tener una conexión divina con su energía creadora. Así es como Ehret nos lo muestra en sus escritos desde su propia experiencia, y así es como muchos otros antes de él también lo experimentaron.

En mi experiencia con los ayunos dentro de este Sistema propuesto por Ehret, siempre que se superan esos inconvenientes que resultan al suprimir el alimento, y las primeras obstrucciones son eliminadas, renace un nuevo sentimiento. Algo a lo que nunca antes había tenido acceso en esta vida, ya que nunca había practicado la abstinencia de alimentos de forma voluntaria en el contexto de una dieta de limpieza. Me resulta asombroso como los seres humanos hemos podido olvidar que el ayuno es parte del ciclo vital, y que su práctica ha sido realizada desde hace mucho más tiempo del que podamos imaginar.

El poder compartir con vosotros, y a la vez conmigo mismo, esta sabiduría, me hace tener fe y esperanza en que la humanidad, o parte de ella, pueda encontrar el camino hacia lo que fuimos, unos seres divinos conectados con un todo infinito, donde no existía la dualidad. Es difícil poner palabras a algo que no las tiene, es difícil describir una realidad que algunos conocen, ya que han vivido las mismas experiencias, para que pueda ser comprendido por el resto de personas. Solo a través de la práctica y la experiencia se obtiene el conocimiento y posteriormente la sabiduría.

Podríamos seguir hablando mucho más sobre el Ayuno, pero es momento de pasar a las autenticas enseñanzas de Arnold Ehret. Espero que disfrutes y aprendas con ellas, y recuerda mantenerlas siempre a mano ya que te serán muy útiles releerlas cuando lleguen momentos difíciles.

David Gil
España, marzo 2019

Prefacio

POR FRED S. HIRSCH

LA SENCILLEZ DEL AYUNO

Muchos maestros de la salud y discípulos del ayuno han explicado durante mucho tiempo esta "curación maravillosa", pero para Arnold Ehret, considerado por muchos el mayor exponente del ayuno, le da a la humanidad sufriente el conocimiento completo de "cómo conducir y completar" un ayuno con éxito.

Hay muchos tipos de ayuno y la mayoría de ellos son más o menos efectivos. Pero el ayuno TOTAL, SIN alimentos de ningún tipo, solo la cantidad de agua que desee, es lo más comúnmente practicado. Una dieta restringida de un solo tipo de fruta, como uvas, sandía, cerezas, naranjas, manzanas, etc. y la llamada "dieta láctea" también es conocida como un tipo de ayuno. Las frutas secas, restringiendo cualquier tipo de liquido, es otra forma de ayuno, asemejado a la cura de Schroth.

Por encima de todo, el individuo que ha decidido tomar un ayuno debe tener el valor de sus convicciones. Saber "cuánto tiempo se debe ayunar" y especialmente "cómo romper un ayuno" es de suma importancia. Arnold Ehret fue quizás el primero de los grandes maestros de la salud en reconocer que "los ayunadores que murieron por un ayuno demasiado prolongado se asfixiaron en su propia inmundicia, y NO por falta de comida". Los Ayunadores deben saber qué las condiciones físicas cambian rápidamente durante un ayuno. Siendo el "desecho" el que cuando entra en la circulación le hace sentir miserable, pero tan pronto como se elimina, se siente bien.

La longevidad es un deseo natural de toda la humanidad, pero solo si uno está libre de dolores y molestias. Arnold Ehret ahora aporta el conocimiento necesario que, si se sigue correctamente, permitirá a la humanidad, que lleva sufriendo desde hace mucho tiempo, disfrutar de la vida plena de un centenario, mentalmente alerta y físicamente viril. Incluso el sueño de la juventud duradera y la belleza está a punto de hacerse realidad.

Fred S. Hirsch

Introducción

por Fred S. Hirsch

¿Es usted una de las miles de personas en edad presente desanimadas y deprimida por la mala salud? ¿Se ha eliminado su fe en las nombradas curas después de haberlas probado sin resultados? ¿Solo es capaz de utilizar un pequeño porcentaje de la vitalidad con la que la buena Madre Naturaleza le otorga a sus seres queridos? Probablemente le hayan dicho que solo una operación le salvará. De alguna manera, cuando sufrimos problemas en el organismo, no pensamos con claridad y nos permitimos ser persuadidos fácilmente para las operaciones. Si usted es uno de estos desafortunados, NO RENUNCIE A LA ESPERANZA. Porque "el que tiene salud tiene esperanza, y el que tiene esperanza, tiene todo".

"Dado que el ser humano degeneró a través de la civilización, ya no sabe qué hacer cuando se enferma". Los principios genuinos de curación son simples y pocos. Nuestra falta de apetito, que ocurre cuando estamos enfermos, es el método de la Naturaleza para enseñar a sus hijos. Uno podría llamar apropiadamente a esto un "Ayuno forzado". Estos son solo algunos de los manifiestos enseñados por Arnold Ehret en sus muchos escritos. Nuestra mayor posesión es la Salud.

Esta curación sin medicamentos no está limitada en su alcance; y a través de su aplicación y su uso adecuado, restaura el funcionamiento normal de su organismo, superando prácticamente todas las enfermedades a las que está sujeta la familia humana.

"LA VERDAD NO LLEVA NINGÚN DISFRAZ, NO HACE REVERENCIA ANTE NINGÚN SANTUARIO HUMANO, NO BUSCA NI LUGAR NI APLAUSOS; SOLICITA SOLO SER ESCUCHADA". - Redfield

Fred S. Hirsch

Parte I

La Causa Fundamental Común en la Naturaleza de las Enfermedades

Todas las fases del proceso de desarrollo de la Ciencia Médica, incluidas las de los primeros períodos de la civilización, tienen un punto en común en su forma de entender la causa natural de las enfermedades. Afirmando que estas, por causas externas, entran en el cuerpo humano y, por lo tanto, por la fuerza de una ley necesaria o al menos inevitable, perturban la existencia del mismo, le causan dolor y, finalmente, lo destruyen. Incluso la Ciencia Médica moderna, no importa lo científicamente ilustrada que parezca ser, no se ha alejado por completo de esta nota básica de interpretación endemoniada. De hecho, el logro más moderno, la bacteriología, se regocija sobre cada bacilo recientemente descubierto como un agregado adicional al ejército de seres cuya tarea aceptada es poner en peligro la vida del ser humano.

Mirándolo desde un punto de vista filosófico, esta interpretación difiere de la superstición medieval y el período de fetichismo solo en el nombre que se le pone. Antiguamente era un "espíritu maligno", que la imaginación llegó a creer que eran "personajes satánicos"; ahora este mismo monstruo peligroso es un ser microscópicamente visible cuya existencia ha sido probada más allá de cualquier duda.

El asunto, en verdad, todavía tiene un gran inconveniente en la llamada "predisposición"—¡una bella palabra! Pero lo que realmente debemos entender es algo que nadie nos lo ha contado nunca. Todas las pruebas en animales, con sus síntomas de reacción, no prueban nada seguro, porque estas ocurren solo por medio de una inyección en la circulación sanguínea y nunca por la introducción en el canal digestivo a través de la boca.

Hay algo cierto en la concepción de "invasión externa" de una enfermedad, así como en las hereditarias, sin embargo no en el sentido de quien le invade la vida es un espíritu (demonio) hostil, o un ser microscópico (bacilo); pero todas las enfermedades sin excepción, incluso las hereditarias, son causadas única y exclusivamente, sin tomar en cuenta otras pocas causas antihigiénicas, por alimentos biológicamente incorrectos, "antinaturales" y por cada pedazo de sobrealimentación.

En primer lugar, sostengo que en todas las enfermedades sin excepción existe una tendencia por parte del organismo a secretar mucosidad y, en el caso de una etapa más avanzada, pus (sangre descompuesta). Por supuesto, cada organismo sano también debe contener una cierta mucosidad, linfa, una sustancia grasa en los intestinos, etc., de naturaleza mucosa. Cualquier experto admitirá esto en todos los casos catarrales, desde un inofensivo resfriado nasal hasta una inflamación de los pulmones y la tuberculosis, así como en la epilepsia (ataques que muestran espuma en la boca, es decir, mucosidad). Donde esta secreción de mucosidad no se muestra libremente y a la vista, como en casos de problemas de oídos, ojos, piel o estómago, enfermedades cardiacas, reumatismo, gota, etc., incluso en todos los grados de demencia, la mucosidad es el principal factor de la enfermedad, los órganos secretores naturales no pueden soportarlo más, la mucosidad ingresa a la sangre y le causa dolor, inflamación, calor o fiebre en el lugar respectivo donde el sistema circulatorio está, probablemente, contraído debido a un enfriamiento excesivo (frío), etc.

Solo necesitamos darle a cualquier paciente nada más que comida "sin mucosidad", por ejemplo fruta o incluso nada más que agua o limonada: entonces descubrimos que toda la energía digestiva, liberada por primera vez, se arroja sobre la materia mucosa, acumulada desde la infancia y frecuentemente endurecida, así como los "criaderos patológicos" formados a partir de ella. ¿Y el resultado? Con certeza incondicional, esta mucosidad que marqué como la causa básica y principal común de todas las enfermedades aparecerá en la orina y en los excrementos. Si la enfermedad ya está algo avanzada, de modo que en algún lugar, incluso en el interior más profundo, han aparecido criaderos patológicos, es decir, tejidos celulares descompuestos, entonces también se estará secretando pus. Tan pronto como la ingesta de comida productora de mucosidad por medio del "alimento artificial" como carne, grasa, pan, patatas, productos farináceos, leche de arroz, etc., cesa, la circulación sanguínea ataca a la mucosidad y al pus del organismo y lo secreta a través de la orina, y en el caso de cuerpos muy infectados, incluso a través de todas las aberturas disponibles, así como por las membranas mucosas.

Si las patatas, las harinas de cereales, el arroz o los diferentes productos cárnicos se hierven lo suficiente, recibimos un lodo gelatinoso (mucosidad) o una pasta utilizada por encuadernadores y carpinteros. Esta sustancia mucosa pronto se vuelve agria, fermenta y forma una cama para hongos, mohos y bacilos. En la digestión, que no es otra cosa que una ebullición, una combustión, este lodo o pasta se segrega de la misma manera, ya que la sangre puede usar solo el azúcar ya digerida transformada a partir del almidón. La materia secretada, el producto superfluo, es decir, esta pasta o lodo es una materia extraña para el cuerpo y, en principio, se excreta completamente. Por lo tanto, es fácil entender que en el transcurso de la vida, los intestinos y el estómago se pegan y se enlodan gradualmente hasta tal punto que esta pasta de origen floral y este lodo de origen animal se convierten en fermentación, obstruyen los vasos sanguíneos y finalmente descomponen la sangre estancada. Si los higos, los dátiles o las uvas se hierven lo suficiente, también recibimos una papilla que, sin embargo, no se convierte en fermentación y nunca segrega mucosidad, y que nadie la llama lodo, sino que es llamado jarabe o almíbar. El azúcar de fruta, lo más importante para la sangre, también es pegajosa, es verdad, pero está siendo utilizada por el cuerpo como la forma más alta de combustible, y deja para la excreción solo restos de celulosa, que, al no ser pegajosa, se excreta rápidamente y no fermenta. El azúcar hervida incluso es usada para la conservación de alimentos, debido a su resistencia a la fermentación.

A cada persona, sana o enferma, se le cubre la lengua con una mucosidad pestilente tan pronto como reduce su comida o ayuna. Esto también ocurre en la membrana mucosa del estómago, de la cual la lengua es una copia exacta. En el primer excremento después del ayuno, esta mucosidad hace su aparición.

Le recomiendo a mis lectores, a los médicos y a los investigadores que prueben mis afirmaciones mediante experimentos que, por sí solos, tienen derecho a un reconocimiento científico real. El experimento, la pregunta planteada a la Naturaleza, es la base de todas las ciencias naturales y revela la verdad infalible, sin importar si soy yo quien lo afirma o cualquier otra persona. Además, recomiendo, a aquellos que son lo suficientemente valientes como para experimentar en sus propios cuerpos, que realicen las siguientes pruebas que yo realicé en el mío. Recibirán la misma respuesta de la naturaleza, es decir, de su organismo, a condición de que sean firmes a mis argumentos. La "respuesta exacta" hasta cierto punto solo reacciona ante un organismo fuerte, limpio y libre de mucosidad. Después de una estricta dieta de frutas durante dos años con curas de ayuno intercaladas, había alcanzado un grado de salud que hoy en día no puede ser imaginado con simpleza, y que me permitió realizar los siguientes experimentos:

Con un cuchillo hice una incisión en mi antebrazo; no hubo flujo de sangre ya que espesó instantáneamente; se cerró la herida, sin inflamación, sin dolor, sin mucosidad ni pus: fue curada en tres días y la costra de sangre desprendida. Más tarde, con alimentos vegetarianos, incluyendo formadores de mucosidad (alimentos con almidón), pero sin huevos ni leche: la herida sangraba un poco, causaba algo de dolor y levemente, una ligera inflamación, se completaba la curación solo después de un tiempo. Después de eso, la misma herida, con comida de carne y algo de alcohol: se produjo un sangrado prolongado, sangre de un color claro, rojo y diluida, inflamación, dolor y molestias durante varios días y la curación fue solo después de dos días de ayuno.

Me he ofrecido, por supuesto, en vano, al Ministerio de Guerra Prusiano para repetir este experimento. ¿Por qué las heridas de los japoneses sanaron mucho más rápido y mejor en la guerra Ruso-Japonesa que las de los "Rusos alimentados de Carne y Brandy"? ¿Nadie ha pensado alguna vez en estos 2.000 años el por qué los cortes de las venas de los brazos e incluso la copa con veneno no pudieron matar a Séneca, después de haber despreciado la carne y ayunado en la prisión? Se dice que incluso antes de eso, Séneca no se alimentaba más que con frutas y agua.

Todas las enfermedades finalmente no son más que una obstrucción de los vasos sanguíneos más pequeños, los capilares, por la mucosidad. Nadie querrá limpiar el conducto de agua de una ciudad, un sistema de tuberías, que se alimenta con agua sucia por una bomba, cuyos filtros están obstruidos, sin que se corte el suministro de agua durante el proceso de limpieza. Si el conducto suministra agua contaminada a toda la ciudad, o a una parte de ella, o si incluso las tuberías de bifurcación más pequeñas están obstruidas, no hay ninguna persona en el mundo que pueda reparar o mejorar ese lugar en concreto; todo el mundo piensa de igual modo respecto a la central, el tanque y los filtros, y que estos, junto con la máquina de bombeo, solo pueden limpiarse mientras el suministro de agua se cierre.

"Yo soy el Señor, su médico"—La naturaleza por sí sola cura, limpia, "desprende la mucosidad" de la mejor manera e infaliblemente segura, pero solo si se detiene el suministro de alimento, o al menos el suministro de mucosidad. Cada "máquina fisiológica", ya sea persona o animal, se limpia inmediatamente, disuelve la mucosidad de los vasos obstruidos, sin detenerse, tan pronto como se interrumpe el suministro, al menos de alimentos densos. Incluso en el caso de las personas supuestamente más saludables, esta mucosidad, como ya se mencionó, aparece en la orina, donde se puede ver, después de enfriarse, en los tubos de vidrio adecuados. Quien niega, ignora o combate este hecho invariable, porque, tal vez, va en contra de él o no es lo suficientemente científico para él, es culpable conjuntamente de la imposibilidad de detectar la causa principal de todas las enfermedades, y esto, en primer lugar, está en su propio prejuicio.

Con esto también descubro el secreto final sobre la consunción. ¿O alguien cree que esta enorme cantidad de mucosidad expulsada por un paciente aquejado de tuberculosis durante años y años, emana sólo del propio pulmón? Solo porque este paciente es alimentado casi por la fuerza con "mucosidad" (papillas, leche, carnes grasientas, etc.), sin que la mucosidad deje nunca de cesar, hasta que el pulmón mismo se descompone y los "bacilos" hacen su aparición, cuando la muerte se vuelve inevitable. El misterio de los bacilos se resuelve de la siguiente manera: la obstrucción gradual por la mucosidad de los vasos sanguíneos conduce a la descomposición, a la fermentación de estos productores de mucosidad y a los "alimentos muertos cocidos". Estos se descomponen parcialmente en el cuerpo vivo (abscesos vaginales, cáncer, tuberculosis, sífilis, lupus, etc.). Ahora, todo el mundo sabe que la carne, el queso y toda la materia orgánica volverán a "germinar", "producir bacilos" durante el proceso de descomposición. Es por esta razón que estos gérmenes aparecen y son detectables sólo en la etapa más avanzada de la enfermedad, cuando, sin embargo, no son la causa, sino el producto de la enfermedad, y esta enfermedad solo avanza en la medida de la descomposición, por ejemplo, el pulmón, está siendo acelerado por ellos, debido a las excreciones de los bacilos, sus toxinas, provocando un envenenamiento. Si es correcto que los bacilos invaden, "infectan" desde el exterior, entonces no es más que por medio de la mucosidad se hace posible su actividad, y proporciona el suelo apropiado, la "predisposición".

Como ya he dicho, repetidamente, viví una vez, durante dos años, con una dieta sin mucosidad, es decir, exclusivamente de frutas. Ya no necesitaba un pañuelo, un producto de la civilización que apenas he necesitado hasta ahora. ¿Alguien ha visto alguna vez un animal sano, viviendo en libertad, expectorando o sonarse la nariz? Una inflamación crónica de los riñones, considerada mortal, con la que fui atacado, no solo se curó, sino que estoy disfrutando de un grado de salud y eficiencia que supera con creces incluso el de mi juventud más saludable. Quiero ver a una persona que, habiendo estado enferma hasta los 31 años, ocho años después puede correr sin parar durante dos horas y cuarto, o hacer una caminata resistiendo 56 horas seguidas.

Con esta "Teoría de la Mucosidad", bien confirmada por mis numerosos experimentos, por primera vez se presenta una concepción uniforme, etiológica y definitiva de la causa de todas las enfermedades. Si la naturopatía, en algunas instancias, menciona ciertos afectos de la sangre como la causa fundamental de todas las enfermedades, esta teoría ha demostrado ser insuficiente porque la comida había sido prescrita para ser sin carne o su contenido de carne reducido en gran medida, al mismo tiempo, sin embargo, la introducción de más mucosidad por medio de pan, papilla, leche, mantequilla, huevos, queso y productos farináceos, especialmente almidón. Esa es la razón por la cual la mayoría de los vegetarianos, a pesar de su fama, no son saludables. Yo mismo fui vegetariano y comí alimentos formadores de mucosidad por varios años. Si un número considerable de vegetarianos no avanza rápidamente hacia el único alimento natural, la dieta de fruta, o al menos llegar a comer poco, habrá un gran peligro de que desaparezca el vegetarianismo; no porque el principio de "no comer carne" sea erróneo, sino porque los efectos saludables de la nutrición vegetariana existente son muy inferiores. Los representantes del movimiento vegetariano todavía están tratando de demostrar lo que el ser humano necesita en cuanto a las comidas hervidas, porque ellos mismos, y todos los aficionados en este campo, tienen una concepción fundamentalmente errónea de la dieta de fruta como remedio curativo, y van en una dirección incorrecta. El lema de la propaganda vegetariana es el argumento de que el ser humano no es un carnívoro y que, por lo tanto, comer carne no es natural. Con perfecta razón, el oponente dice que comer carne es tan "natural" como el pan, la col, la leche, el queso, etc. El profesor V. Bunge ha reprochado a los vegetarianos por inconsecuencia desde hace más de una década, y tiene razón.

Aseguro que es teóricamente correcto que el ser humano era un simple comedor de frutas en tiempos pasados, y es biológicamente correcto que pueda serlo incluso hoy en día. ¿O es que la humanidad, sin pruebas directas, puede no considerar la razón del hecho de que los seres humanos, antes de convertirse en cazadores, solo vivían de frutas?

Incluso sostengo que el ser humano vivió en salud, belleza y fortaleza absoluta, sin dolor ni sufrimiento, tal como dice la Biblia. Solo la fruta, el único alimento "sin mucosidad", es natural. Todo lo que el ser humano preparó o supuestamente mejoró es nocivo. Los argumentos con respecto a la fruta son científicamente exactos; una manzana o un plátano, por ejemplo, contiene todo lo que las personas necesitan. El ser humano es tan perfecto que puede vivir de un solo tipo de fruta, al menos durante bastante tiempo. Esto ha sido probado de manera concluyente por el sistema de mono-dieta de August Engelhardt, que resolvió con su gran filosofía y práctica de la vida natural todos los problemas de la humanidad. Pero una verdad auto-evidente predicada por la naturaleza no debe descartarse solo porque nadie haya sido capaz de aplicarla realmente en la práctica a causa de las consideraciones de civilización. Al comer solo fruta, uno tiene primero una crisis, es decir, la limpieza. Nadie me hubiera creído al decir que es posible vivir sin comida durante 126 días durante 14 meses, en los que 49 días fueron consecutivos. Ahora yo he contado esto, y, sin embargo, esta verdad no es comprendida. Hasta ahora, digo y enseño que solo la fruta es el "remedio curativo" más natural. Si mi cálculo es correcto se verá comprobado por la próxima epidemia. Aprovecho, sin embargo, esta oportunidad para descubrir las razones por las que no se cree en lo evidente. Cuando en el siglo pasado alguien habló de telefonear de Berlín a París, todos rieron, porque nunca había existido tal cosa. Ya no se cree en la dieta natural, porque casi nadie la practica y, viviendo en la civilización actual, no podemos practicarla correctamente. También se debe considerar que los contra-intereses temen que los precios de los otros alimentos artificiales puedan caer, y otros temen que la fisiología de los alimentos se vea afectada y que los médicos se vuelvan innecesarios. Pero es solo esta curación a través del ayuno y la fruta la que requiere una observación y enseñanza muy estricta, por lo tanto, habría más médicos y menos pacientes que, sin embargo, pagarían más, con gusto, si fueran mejorados en su salud. Así, se resuelve la cuestión social con respecto a los médicos, una afirmación que ya hice públicamente en Zurich hace varios años.

Casi todos los intentos de ayuno fracasan debido a la ignorancia del hecho de que con el comienzo de la dieta amucosa, la vieja mucosidad se excreta mucho más violentamente hasta que esta persona sea absolutamente limpiada y sanada. POR LO TANTO, LA PERSONA APARENTEMENTE MÁS SANA TIENE PRIMERO QUE PASAR POR UNA CONDICIÓN DE ENFERMEDAD (LIMPIEZA) o pasar por una etapa intermedia de enfermedad para alcanzar un nivel más alto de salud.

Este es el gran abismo por el cual muchos vegetarianos no han podido cruzar, descartando la verdad más elevada tal como lo hace la mayoría de la gente. He demostrado completamente esto en el "Vegetarische Warte" hablando sobre una base de experimentos y hechos; y refutando su mayor objeción, la de la desnutrición, por un experimento real de ayuno de 49 días con una dieta anterior de fruta.

Mi estado de salud solo mejoró con esta excreción radical de mucosidad, sin tener en cuenta algunas circunstancias poco higiénicas durante la prueba. Recibí numerosas cartas de agradecimiento, especialmente de las clases cultas. La masa de los adeptos del vegetarianismo continúa alegremente ingiriendo "mucosidad". El vegetarianismo tiene que mostrar a los representantes de ambos sexos que no difieren en nada de los estómagos cerveceros de Munich: una consecuencia del relleno diario con "alimentos formadores de mucosidad" de todo tipo. Contrastando esto, solo puedo decir que los venenos, llamados por ellos: carne, alcohol, café y tabaco, a la larga son relativamente menos ofensivos, EN LA MEDIDA EN QUE SE UTILICEN MODERADAMENTE.

Para evitar malos entendidos por parte de los abstemios y los vegetarianos, debo insertar aquí algunas explicaciones. La carne no es un alimento sino solo un estimulante que fermenta, se descompone en el estómago; el proceso de descomposición, sin embargo, no comienza en el estómago sino inmediatamente después de sacrificar al animal. Esto ya ha sido probado en personas vivientes por el Profesor y Doctor S. Graham, y completó este hecho diciendo que la carne actúa como un estimulante simplemente por medio de estos venenos de la descomposición, y, por lo tanto, se le está considerando erróneamente como un alimento de fortalecimiento. ¿O hay alguien que pueda mostrarme a nivel químico-fisiológicamente que la molécula de albúmina que atraviesa el proceso de descomposición está siendo nuevamente convertida en el estómago y celebra su resurrección en algún músculo del cuerpo humano? Exactamente como el alcohol, la carne actúa al principio de forma engañosa como si estimulara la fuerza y la energía, hasta que todo el organismo es atravesado por ella provocando un colapso inevitable. Todos los demás estimulantes actúan de la misma manera.

El mal fundamental de todas las formas de dieta no vegetarianas consiste siempre en comer en exceso la carne, ya que es el origen de todos los otros males, especialmente del antojo de alcohol. Si la fruta se consume casi exclusivamente, el entusiasmo por una copa de vino o un vaso de alcohol se desvanece por sí mismo, simplemente porque la carne produce una sed demoníaca. El alcohol es un tipo de antídoto probado contra la carne, y el glotón de la gran ciudad, que come casi nada más que carne, debe por lo tanto consumir vinos, café y puros, para al menos contrarrestar de algún modo el pesado envenenamiento producido por la carne. Es un hecho bien conocido que, después de una cena opulenta, uno se siente decididamente más fresco, física y mentalmente, si los estimulantes, venenosos en sí mismos, se toman de forma moderada, que por atiborrarse con buena comida hasta estar muy fatigado.

DECLARO DEFINITIVAMENTE LA GUERRA A LA CARNE Y AL ALCOHOL; a través de la fruta, y la comida moderada, estos grandes males son radicalmente disminuidos. Pero quienquiera que encuentre imposible renunciar por completo a la carne y al alcohol, si los toma moderadamente, aún está muy por delante del vegetariano que come en exceso. El estadounidense Fletcher demuestra esto más evidentemente por su tremendo éxito, y su secreto se explica por mis experimentos que demuestran que una persona se vuelve más eficiente y se desarrolla mejor en su salud si come lo menos posible. ¿No son los más pobres los que, por regla general, alcanzan una edad más avanzada? ¿Acaso los grandes descubridores e inventores no han salido de la pobreza, es decir, han comido poco? ¿No eran los más grandes de la humanidad, los profetas, los fundadores de las religiones, etc., ascetas? ¿Es cultura comer bien tres veces al día, y es progreso social que cada trabajador coma cinco veces al día y luego se llene de alcohol por la noche? Si el organismo enfermo puede regenerarse sin comer nada, creo que los resultados lógicos son que un organismo sano necesita muy poca comida para mantenerse sano, fuerte y perseverante.

Todos los llamados milagros de los santos tienen su único origen en los ascetas, y hoy son insostenibles por la simple razón de que, aunque se practica mucho la oración, no se respeta el ayuno. Esta es la única solución de este desacuerdo. No tenemos más milagros porque no tenemos más santos, es decir, santificados y sanados por los ascetas y los ayunos. Los santos brillaban por sí solos, se expresaban en un lenguaje moderno: equilibrados y activos, pero solo porque a través de los ascetas eran "divinamente" sanos, y no "por gracia especial". Sólo deseo mencionar aquí que yo mismo he tenido efluvios eléctricos visibles, pero solo por las energías solares externas e internas (baños de sol y alimentos de la "cocina solar", las frutas).

El mundo entero está discutiendo ahora sobre estas cuestiones y milagros. Y aquí está la solución sobre la base de los experimentos que todos pueden repetir si son lo suficientemente valientes. Pero al parecer es más fácil escribir libros, predicar y orar, y decir que yo soy una excepción. Esto último es cierto, pero solo en lo que se refiere al valor y la comprensión. Fisiológicamente todos los seres humano somos iguales, y quien no pueda ser moderado puede aprender de mí si desea ser un verdadero buscador de la salud. Si una persona come poco y está sano, puede digerir durante bastante tiempo el alimento, la carne y el almidón más absurdo (mucosidad), es decir, puede volver a excretarlo; naturalmente, se volverá y permanecerá aún más perfecta y limpia si solo come un poco fruta, y de esto se necesita menos porque es la comida más perfecta. Esta es la verdad eterna por la ley natural que el ser humano de hoy no quiere ni puede aceptar, y tiene un temor demasiado arraigado, porque está alimentado por comida muerta cocida; y que sus células mueren y se excretan tan pronto como toma baños de sol, ayuna o come las células vivas de la fruta. Pero esta cura debe hacerse con el mayor cuidado. El deber de la medicina es proteger a los seres humanos del decaimiento de sus células, mantenerlos a flote siempre que esto sea posible y hacer que se desprendan de la enfermedad mucho más rápido y de forma inmediata, lo que hoy se desea con fervor. El vegetarianismo no puede negar que los consumidores de carne y alcohol también pueden presumir de mucha salud, grandes hazañas y edad avanzada, pero considerados individualmente y como personas, solo sucederá siempre y cuando se coma poco y no se produzca una sobrealimentación. Comer "en exceso" no es tan perjudicial en caso de comer carne porque la carne contiene proporcionalmente menos "mucosidad" que la comida vegetariana que contiene almidón, es decir, "mucosidad", y las diarias célebres cenas vegetarianas con tanta variedad de platos. Yo mismo no me he preocupado por ninguna comida durante muchos años; solo como cuando tengo apetito y tan poco que no me causa ningún efecto nocivo, ni siquiera si, debido a algún experimento, estoy obligado a comer algo que en sí mismo no está exento de objeciones.

Si las enfermedades más graves se pueden curar mediante el ayuno, así ha sido demostrado en miles de casos, y si con esta forma de vida uno se fortalece aún más "si se hace bien", entonces la comida más energética, la fruta, debería ser la causa para volverlo más fuerte y saludable. Esto también ha sido científicamente probado por el merecido Dr. Bircher. Es cierto que, la ciencia de la curación por medio de la naturaleza, ha reconocido el hecho de que algo debe salir del organismo enfermo, pero hasta ahora se le ha atribuido la mayor importancia a las estimulaciones físicas e ignorado por completo el verdadero momento natural del proceso curativo gracias a la abstención de alimentos y la dieta de frutas. Al menos, han ofrecido un sustituto por medio de una dieta sin alcohol y sin carne. Esto no significa mucho frente a mi "Teoría de la Mucosidad". ¿Y de qué no se acusa hoy a este alcohol sin mucosidad? Este pronto se convertirá en el responsable de todas sus enfermedades, porque en cualquier lugar se encuentra a un depravado que, consumiéndolo en enormes cantidades, termina en delirio. Simplemente obligue a un bebedor a ayunar unos días o a no comer nada más que fruta. Puedo apostar que el mejor vaso de cerveza habrá perdido su sabor en él. Esto muestra que todo el desastre "civilizado", desde el bistec hasta los copos de avena aparentemente inofensivos, crea el deseo de estos detestables antídotos: alcohol, café, té, tabaco. ¿Por qué? ¡Porque comer en exceso paraliza y sólo el uso de estimulantes restablece!.

Aquí está la razón verdadera y fundamental sobre el aumento del consumo de alcohol: la sobrealimentación, especialmente con la carne. El Profesor y Doctor Graham dice en su "Fisiología de la Nutrición": "Un bebedor puede llegar a una edad avanzada, un glotón nunca". Esto es cierto, porque el alcohol que actúa fuertemente como un estimulante, especialmente la cerveza moderna, es menos dañino a largo plazo que el atiborramiento crónico del canal digestivo con alimentos que forman mucosidad.

Ahora yo pregunto: ¿Que es más razonable para eliminar las masas de mucosidad, amontonadas desde la infancia, o tener infectado los tejidos celulares del cuerpo con medicamentos venenosos, amputaciones por operaciones inútiles y evitables? ¿Tener la curación detenida por la osteopatía, o por la negligencia quiropráctica que no entendió los tratamientos eléctricos; realizar práctica curativas a base de leche, a menudo sucia y que forman mucosidad; o someterse a los debilitadores tratamientos de aguas termales; o la superstición de la Ciencia Cristiana; etc.?; ¿o simplemente detener el suministro adicional de mucosidad causado por una dieta antinatural? ¿O hay alguien que quiera demostrarme que incluso el mejor chef o confitero es capaz de producir algo mejor que una manzana, una uva o un plátano? Si los alimentos productores de mucosidad y el comer en exceso son la verdadera causa fundamental de todas las enfermedades sin excepción, que puedo hacer demostrar a cualquiera en su propio cuerpo, entonces no puede existir más que un remedio natural, es decir, el ayuno y la dieta de fruta. Que todo animal ayune en caso de la más mínima perturbación, es un hecho bien conocido, y los animales domésticos de la civilización, gracias a las personas que los alimentan, han perdido su agudo instinto por el tipo correcto de alimento y el horario natural de alimentación, y perdiendo con ello su buen estado de salud y agudeza en los sentidos; sin embargo, cuando estén enfermos, aceptarán sólo los alimentos más necesarios, y así ellos rápidamente vuelven a la salud. Sin embargo, el pobre ser humano enfermo no puede vivir bajo raciones cortas por más de 1 o 2 días, por temor a que pueda "perder las fuerzas".

Los grandes médicos ya han llamado al ayuno como la cura milagrosa, cura de lo incurable, cura de todas las curas, etc. Ciertos charlatanes han desacreditado esta infalible cura, pero a la vez peligrosa. Yo he hecho los ayunos más significativos en muchos siglos: 49 días, un récord mundial (vea "Vegetarische Warte", año 1909, libro 19, 20, 22, y año 1910, libro 1 y 2). Además, soy el único que combina esta cura de ayuno con la fruta de forma sistemática e individualmente adaptada, lo que la hace sorprendentemente más fácil y absolutamente inofensiva. Por lo tanto, indudablemente estamos en posición de curar enfermedades que la escuela de la medicina designa como incurables. Sobre la base de mi deducción de que esta mucosidad procedente de alimentos fabricados, que son la causa fundamental y el factor principal en la naturaleza de todas las enfermedades, síntomas de la edad, obesidad, caída del cabello, arrugas, debilidad de los nervios y la memoria, etc., hay una esperanza justificada para la creación de una nueva fase de desarrollo de los métodos progresivos de curación y la medicina biológica.

Ya Hipócrates había reconocido de manera uniforme la "materia de enfermedad" para todas las enfermedades. El Prof. Jaeger ha definido esta "Materia Común" como "Hedor", pero no ha descubierto la fuente de este "mal olor". El Dr. Lahmann y otros representantes de la tendencia físico-dietética, especialmente Kuhne, siguieron los pasos de esta "materia extraña común". Pero ninguno de ellos demostró, reconoció o probó mediante experimentos que solo es esta mucosidad del alimento fabricado la que carga nuestro organismo desde la infancia, y lo ataca, en un cierto grado, de fermentaciones que forman capas patológicas, es decir, descompone el tejido celular propio del cuerpo en pus y putrefacción. En caso de resfriados ocasionales o altas temperaturas, etc., estos se movilizan y producen, en su tendencia a abandonar el cuerpo, síntomas de funciones anormales que hasta ahora se habían considerado como la enfermedad misma. Es, de hecho, por primera vez posible definir qué se entiende por "descomposición". Cuanto más se administre "mucosidad" (leche materna en malas condiciones y todos sus sustitutos) desde la infancia, o cuanto menos se excrete esta mucosidad, ocasionada por una debilidad hereditaria, a través de los órganos creados para realizar esta tarea, mayor es la inclinación para acoger frío, fiebre, congelamientos, admisión de parásitos, enfermar y envejecer. Es muy probable que con el levantamiento de este velo ponga a la luz el secreto que hasta ahora siempre ha rodeado la naturaleza de los glóbulos blancos. Creo que aquí, como en muchos otros casos, tenemos que ver el error de la Ciencia Médica. Las bacterias se echan sobre la mayor extensión de glóbulos blancos que es esta mucosidad denunciada por mí. ¿No se crían las bacterias por millones en esta mucosidad fuera del organismo, en patatas, caldos, gelatinas, es decir, en la mucosidad, o en otras palabras, sustancias nitrogenadas, vegetales o animales que consisten en un fluido de reacción alcalina que contiene células granuladas del aspecto de los glóbulos blancos de la sangre? Tal vez en una condición totalmente saludable, la llamada membrana mucosa no debe ser blanca y viscosa, pero sí limpia y roja como en los animales. ¿Tal vez esta "mucosidad cadavérica" sea incluso la causa de la palidez de la raza blanca? ¡Cara pálida! ¡Color de un cadáver!

Con esta "Teoría de la Mucosidad", que es confirmada por la experimentación, el fantasma de la "enfermedad" ha sido finalmente privado de su máscara demoníaca. El que cree en mí puede sanarse no solo a sí mismo, si todo lo demás fracasa, sino que por primera vez tendrá los medios para prevenir la enfermedad radicalmente y hacerla definitivamente imposible. Incluso el sueño de la juventud y la belleza eterna está a punto de convertirse en realidad. El animal, y especialmente el organismo humano es, desde un punto de vista mecánico, un complejo sistema tubular de vasos sanguíneos impulsado por gas-aire a través de los pulmones, en los que el fluido sanguíneo se mantiene constantemente en movimiento, y regulado por el corazón como una válvula. La descomposición del gas-aire se logra con cada respiración en los pulmones (separando el aire en oxígeno y nitrógeno) así la sangre se mantiene constantemente en movimiento y el cuerpo humano hace su completo servicio increíblemente sin fatigarse. Que nadie venga a mí con la estúpida excusa de que la "experiencia diaria impone la necesidad natural de tener que comer en abundancia", prescrita para las personas trabajadoras, etc., antes de que el demandante no haya experimentado cuánto tiempo es posible trabajar o funcionar, sin fatiga, después de ayunar o comer fruta. La fatiga es, en primer lugar, una reducción de la fuerza por un exceso de trabajo en la digestión; en segundo lugar, una obstrucción de los vasos sanguíneos calentados y consecuentemente reducidos; y en tercer lugar, un "auto-envenenamiento" a través de la excreción de mucosidad durante el movimiento. Todas las sustancias orgánicas de origen animal excretan, al descomponerse, grupos ciánicos, que el Químico Hensel define como bacilos propiamente dichos. El aire no solo es el material conductor más alto y más perfecto del cuerpo humano, sino que a la vez es el primer elemento para la construcción, la reparación y la sustitución y, muy probablemente, el organismo animal también obtiene nitrógeno del aire. En ciertas orugas, se ha establecido un aumento de peso solamente a través del aire.

Remedios para la Eliminación de la Causa Fundamental Común de las Enfermedades y la Prevención de su Reaparición

Después de presentar a mis lectores los temores y horrores de la enfermedad en el capítulo anterior, me corresponde ahora mostrarles los medios y las formas para que, en la medida en que esto, comúnmente hablando, sea posible, combatir con éxito contra el mayor enemigo de la salud: la intoxicación por mucosidad.

Ya he mencionado que cada paciente requiere un tratamiento individual. He podido intervenir de manera curativa, y de ayuda, en numerosos casos graves, ya sea con consejos orales o escritos, después de tener los informes detallados de los pacientes. Ahora deseo mostrar tres medios y formas que pueden producir un cambio beneficioso hacia la salud.

1- El camino más corto y seguro para la salud es el Ayuno, del que tanto se habla en este libro. El Ayuno corta la vida del malvado hacedor que está alojado nuestro cuerpo, obligándolo a huir y alejándose con miedo de nosotros, los que ayunamos.

Las personas sanas pueden someterse a una cura de ayuno sin ninguna dificultad. Por supuesto, tienen que ayunar razonablemente y deben asumir la responsabilidad de no causar un esfuerzo excesivo peligroso al tratar de realizar actividades físicas o mentales que pondrían a prueba sus recursos incluso en una dieta normal. Quiero mencionar aquí una medida de seguridad, que debe usarse para todas las curas de ayuno: al comienzo del ayuno, el tracto intestinal debe vaciarse completamente con el uso de un enema, un laxante inofensivo o por ambos. Parece lógico que las personas que ayunan no deberían ser molestadas por los gases y la materia en descomposición de las heces que aún se encuentran en los intestinos, será suficiente con las posibles molestias que surjan durante la excreción de mucosidad, como ya se mencionó anteriormente.

Aquellos que no se atreven a ayunar por un período de tiempo más largo deberían intentar un ayuno corto. Incluso un ayuno de 36 horas, una o dos veces por semana, tiene efectos muy positivos a largo plazo. Lo mejor es comenzar por omitir la cena y hacerse un enema en su lugar.

Luego, en caso de un ayuno de 36 horas, no se debe tomar nada hasta la mañana siguiente, y después nada más que fruta para el desayuno. Comer fruta es necesario después de cada período de ayuno, porque los jugos de la fruta causan movimiento en las masas aflojadas de mucosidad. Para las personas enfermas y ancianas este tratamiento debe ser cuidadosamente individualizado.

Sin embargo, se puede llegar al extremo mucho más rápido, si se hace un ayuno más largo de la manera descrita, por ejemplo, ayunar tres días, y después se mantiene una cura post-ayuno. Es decir: no comer nada durante tres días, solo bebiendo limonada fresca, sin endulzar, si se hiciese necesario, tomándola en tragos espaciados; al cuarto día comenzar con alguna fruta; al final del cuarto día tomar un enema completo y luego, a los días siguientes, se va aumentando la cantidad diaria de fruta hasta que, aproximadamente el séptimo día de la post-cura, se haya alcanzado la cantidad normal de fruta en la composición y selección apropiadas. El ayuno, sin embargo, puede extenderse durante semanas por personas sanas y por aquellos cuya ocupación les permite pasar tiempo en la cama cuando aparezcan las excreciones difíciles de mucosidad. Nadie debería preocuparse por el mal aspecto o la disminución del peso que conlleva el ayuno. El cuerpo recupera la Salud por el Ayuno, a pesar de su aspecto miserable, y pronto las mejillas volverán a ser ilustradas por un tono rojizo saludable y fresco, y el peso también se restablecerá muy pronto a su estado normal al poco tiempo de haber finalizado el ayuno.

Después de un ayuno, el cuerpo reacciona con cada onza de comida. Las personas muy moderadas con la comida, abstemias y que ayunan frecuentemente tienen una expresión facial muy fina y espiritualiza. Se dice que el Papa León XIII, este gran sabio y experto ayunador, tenía una tez muy clara y casi transparente.

A este respecto, deseo llamar la atención sobre otra cuestión, ya mencionada anteriormente. El éxito del ayuno depende de este punto en gran medida: es importante que la persona que está ayunando debe evitar el estado de depresión o de mal humor; algunos encontraran que el completo descanso aliviará sus momentos desagradables, mientras que otros prefieren la actividad liviana, especialmente por el movimiento del cuerpo.

Cuando el cuerpo ha liberado los desechos y la mucosidad, entonces es el deber de la persona que ha recuperado la salud mantener y proteger, por medio del alimento correcto, la felicidad sagrada más elevada. Sobre esto, cito algunas breves observaciones en los siguientes párrafos.

2. Las personas que no pueden ayunar debido a problemas de salud, como por ejemplo enfermedad pulmonar o cardiaca avanzada, deben al menos asegurarse de no acumular aún más mucosidad en su cuerpo, absteniéndose de los alimentos formadores de mucosidad, especialmente de toda la harina (tortas), platos de arroz y patatas, de leche hervida, queso, carne, etc. Quien no pueda abstenerse del pan por completo, lo deben comer solo tostado; al tostar el pan pierde gran parte de su nocividad, así parte de las sustancias formadoras de mucosidad son destruidas. El comer pan tostado tiene la ventaja adicional de que no se puede comer mucha cantidad; no puede ser devorado como lo hacen las bestias salvajes, y la necesaria masticación fatigará incluso a las encías más codiciosas.

Quien no puede morder el pan tostado, a causa de problemas dentales, puede chuparlo hasta que se desintegre en la boca, siendo esto una forma espléndida de restaurar la fuerza perdida en la mandíbula. Quien no pueda prescindir de las patatas deberá comerlas solo al horno.

Algunos de mis lectores suspirarán y preguntarán: ¿qué queda entonces por "comida nutritiva" después de que renuncie de mi dieta a todo alimento alto en albúmina como la carne, las legumbres secas como guisantes, lentejas y alubias?

Ya he expresado mi opinión en cuanto al valor de la carne. Nuestra mínima necesidad de albúmina está cubierta completamente ingiriendo frutas dulces; el plátano, las nueces, combinados con algunos higos o dátiles, son excelentes formadores de músculos y dan fuerza.

Los vegetales (picados y como ensaladas), las ensaladas mismas, preparadas con aceite y abundante limón, y todas las espléndidas frutas y bayas, incluyendo las moras, son dignas de ser servidas en las mesas de los Dioses. Y cuando llega la primavera, y las frutas de la temporada pasada, especialmente las manzanas, están en declive, y los vegetales nuevos aún no están listos, ¿no nos ayuda la madre naturaleza en abundancia con naranjas? ¿Cómo el aroma y la riqueza de estos espléndidos productos de la naturaleza no hace que todas las personas solo quieran comer fruta?

No me es posible en este libro abordar exhaustivamente la cuestión de la comida y sus efectos;

para las personas sanas estas declaraciones pueden ser suficientes, a las personas enfermas les doy prescripciones especiales de acuerdo a su estado de salud. Se puede mencionar que los que no ayunan y las personas que sucumben fácilmente a la enfermedad, deberían al menos considerar el ayuno por las mañanas, o el plan sin desayuno. Realmente nadie debería comer antes del mediodía o al menos no antes de las 10 en punto y solo debería ser fruta. La recompensa verdaderamente se mostrará a través de este pequeño sacrificio, si se lleva a cabo de forma constante.

3. Ahora, solo una palabra más para aquellos que le es imposible renunciar a los alimentos comunes que contienen mucosidad (carne, etc.). A estos "desafortunados" también les doy un consejo para su salud: mastiquen bien la comida, bocado a bocado, según recomienda el americano Fletcher. No es que los comedores de fruta no deban hacer esto; pero, sin duda, los que comen alimentos formadores de mucosidad, cargados de venenos, deben hacerlo especialmente si no desean caer en sus tumbas demasiado pronto.

La fuerte secreción de saliva en una masticación lenta disminuye la formación de mucosidad y evita comer en exceso. Por supuesto, estas clases de personas no pueden alcanzar la buena salud y fuerza, ni el seguimiento de la juventud y la perseverancia, ni la eficiencia física y mental, que es alcanzada por los que ayunan y comen frutas. Una vez que la persona está "sana" en el sentido que le doy yo a la palabra, ayunando y con una dieta de fruta, es decir, libre de mucosidad, toxinas y gérmenes, y se mantiene con la dieta de frutas, esta persona, por supuesto, no necesita ayunar más y solo entonces encontrará un placer en el alimento con el que nunca había soñado antes. Sólo a través de esto, el ser humano, encontrará el camino hacia la felicidad, la armonía y la solución a todas las preguntas, ya que solo a través de esto puede volverse libre de cualquier deseo y estará "más cerca de la divinidad".

La Causa Fundamental del Envejecimiento y de la Fealdad

LOS MEDIOS FUNDADOS POR LA NATURALEZA PARA EL MANTENIMIENTO DE LA JUVENTUD Y LA BELLEZA

Siguiendo los argumentos generales previos al efecto de que la mucosidad es la causa principal de la enfermedad y el envejecimiento, solo queda mostrar, de forma particular y en los diversos órganos, hasta qué punto nuestra "cultura alimenticia", formadora de mucosidad, actúa entorpeciendo la belleza en la construcción del cuerpo humano, y produce síntomas de fealdad y envejecimiento.

Si según leyes primarias paradisíacas, a los pulmones y a la piel solo hay que darle nada más que aire puro y electricidad solar, y al estómago y a los intestinos nada más que comida solar, es decir, frutas, que son digeridas casi sin esfuerzo, secretando solo mucosidad, materia y celulosa sin gérmenes, sin que haya aparentemente alguna razón por la cual el sistema tubular del cuerpo humano se vuelva defectuoso, se debilite, se envejezca y finalmente se descomponga por completo. En lugar de las vivas células energéticas de la fruta, las personas comen "alimentos muertos", que "biológicamente" están destinados a las bestias de presa, es decir, alimentos químicamente alterados por la oxidación del aire (descomposición), hervidos y arrebatados de su vitalidad, que son acumulados especialmente en el canal de calentamiento (estómago e intestinos) de nuestra máquina tubular, obstruyendo lentamente los demás canales y los filtros (glándulas). La suma total de esta contaminación causa defectos crónicos, envejece y es el principal factor en la naturaleza de todas las enfermedades. Envejecer, por lo tanto, es una enfermedad latente, es decir, una perturbación lenta, pero en constante aumento en el funcionamiento del motor de la vida.

La química de los alimentos proporciona la prueba, en la que más se puede confiar, de que la deformidad y la descomposición tienen su origen principalmente en la falta de minerales en los alimentos al hervirlos por un hecho cultural.

Si la fealdad humana como tal, la pérdida de la belleza y los síntomas del envejecimiento pueden explicarse por una nutrición errónea, entonces la teoría de la belleza y el rejuvenecimiento conduce a una cura dietética y a una respectiva mejora a través de la nutrición. Pero en la medida en que la belleza, especialmente la humana, no puede definirse por completo, porque todos tienen un gusto diferente, me puedo limitar solo a los estándares principales de las demandas estéticas.

El color blanco cadavérico, característico en las personas cultas a las que no les da la luz del sol, no puede llamarse bello, y emana principalmente de la ingesta de la errónea de comida muerta, sin vitalidad, hervida al extremo. Un ser humano que se alimenta de uvas "sangrantes", cerezas y naranjas y que toma sistemáticamente baños de aire y de sol, obtendría un color maravilloso que no puede llegar a ser imaginado por los artistas modernos de la "pintura plenairista". La mucosidad y, al mismo tiempo, la falta de sustancias minerales significa tanto como la falta de color. Simplemente compare las tablas de alimentos del Dr. König y encontrará que el alimento sin mucosidad, la fruta y los vegetales ocupan el primer lugar en cuanto a su contenido de sustancias minerales necesarias, especialmente la cal. El tamaño de una persona, es decir, la circunferencia del esqueleto depende, por ejemplo, principalmente de la cantidad de cal contenida en el alimento. Los Japoneses quieren aumentar el tamaño de su raza con la carne, pero van de mal en peor. Toda la corta estatura, las deformidades de los huesos y especialmente la descomposición de los dientes se debe a la falta de cal. A través del hervido de la leche y de los vegetales se elimina la cal. La enorme pobreza de sustancia minerales en los alimentos preparados, especialmente la carne, en comparación con la fruta, es responsable de la llegada de una raza humana sin dientes, como lo predicen incluso los médicos, por lo que no es simplemente un misterio imaginado. Y en lugar de obtenerlos por medio de las frutas, estos productos están siendo sustituidos por otros de preparación orgánica. El organismo humano no asimila ni un solo átomo de sustancia mineral que no haya transmigrado a una planta o fruto, es decir, que no se haya vuelto orgánico. La deformación más moderna, la obesidad, ha oscurecido tanto nuestros sentimientos estéticos en este sentido, que incluso ya no sabemos el límite de lo normal. Ni siquiera considero que el "ser humano con músculos del tipo clásico" sea hermoso y sea considerado como un estándar para el tipo ideal de la raza Germánica y Aria. El peso, la forma y especialmente la circunferencia del cuerpo son demasiado grandes. Toda acumulación de grasa es patológica y, en esta medida, antiestética. Ningún animal que viva en libertad está tapizado con grasa, como las modernas "personas fuertes levantadoras de pesas". La razón es simplemente es el exceso de comida y el exceso de líquidos; la relajación y la obstrucción de todo el sistema vascular son las consecuencias naturales resultantes. El azúcar de uva de las frutas y sus sales nutritivas son las fuentes correctas para una sustancia muscular firme, por la cual un cuerpo sin grasa y sin mucosidad por el ayuno puede reconstruirse rápidamente.

La robustez de la cara y el cuerpo están aumentando de forma peligrosa; es feo y ciertamente patológico. Es un hecho curioso que esta acumulación de grasa se considera no solo bella, sino incluso un signo de salud excesivamente abundante, mientras que la experiencia diaria enseña que el tipo esbelto y permanentemente juvenil tiene en todos los aspectos una mayor fuerza de resistencia y generalmente alcanza una edad más avanzada.

Me gustaría que se me muestre a una sola persona de 90 o 100 años con tal obesidad, que hoy es calificada como bella y saludable, que según esta creencia, esté lejos de la tuberculosis. Si las personas con obesidad no mueren en sus mejores años a causa de palpitaciones del corazón, apoplejía o hidropesía, sucumben lentamente en desnutrición y el deseo de comer disminuye a pesar de todas las estimulaciones artificiales del apetito. La piel, especialmente la del rostro, después de haber sido sometida a una tensión extrema, se vuelve arrugada y flácida. Ha perdido su elasticidad juvenil debido a la circulación sanguínea insuficiente y no saludable, así como a la falta de luz y sol. ¡Y ahora esta relajación de la piel está queriendo ser prevenida por las pomadas y polvos de manera externa! La distinción y la belleza de las facciones, la pureza y el color saludable de la complexión, la claridad y el tamaño natural de los ojos, el encanto de la expresión y el color de los labios envejecen y se vuelven feos en proporción a la manifestación y el color de la mucosidad en los intestinos, que hemos reconocido anteriormente como el depósito central desde el cual se alimentan todos los síntomas de la enfermedad y, por lo tanto, los de la edad. La "hermosa redondez de las mejillas", que al mismo tiempo aumenta el tamaño de la nariz, no es más que una obstrucción por la mucosidad, que, como es bien sabido, estalla en caso de un resfriado nasal.

Conservación del Cabello

CAUSAS DE LA CALVICIE Y DE LA CANICIE

Paso ahora al síntoma más importante y más llamativo del envejecimiento; las canas y la caída del cabello, al que debo dedicar toda una sección, porque su apariencia, generalmente, causa la primera y mayor preocupación y sufrimiento en la edad venidera, y, porque hasta ahora, la ciencia se ha quedado desconcertada ante este problema.

El moderno corte del pelo corto en la mujer y en el hombre, así como la alarmante expansión y la precocidad de la calvicie, han acostumbrado incluso a un ojo artístico tanto a esta apariencia que ya no nos damos cuenta del hecho de cuán seriamente es el desequilibrio de la figura estética y armónica del ser humano por esta voluntaria e involuntaria "decapitación de cabello". Al ser humano, que no solo es intelectual, sino que también es un producto estético de la naturaleza, "la corona de la creación", se le está robando la espléndida corona de su cabeza: el cabello. ¡Podrían llamarse "cráneos vivientes", estas cabezas sin barba, incoloras e inexpresivas de hoy! ¡Solo imagina a la mujer más bella con la cabeza sin pelo! ¿Dónde está el hombre que no se alejaría con horror? ¡O un dandi de hoy en día esculpido en mármol! Además de eso, el bigote con forma geométrica y angular o recortado por completo; luego la vestimenta moderna que se distingue de la de la mayor insipidez de todos los siglos, y esto nos lleva a tener hermosas razones por las cuales el ser humano actual se quita la barba y se corta el pelo al mínimo. La falta de belleza y, por lo tanto, la apariencia antiestética del cabello y la barba se han vuelto tan generales que, con el paso del tiempo, la necesidad de afeitarse y el uso de la maquinilla se han convertido en una rutina. En nuestro tiempo de igualación y nivelación, se prefiere, y con razón, cortar estos hedores, y por así decirlo, órganos de revelación interna del ser humano, que pone de manifiesto un cabello feo, desaliñado, desigual y hereditario y morboso, una viva prueba de la teoría de la descendencia. Con esto podemos entender el maltrato del cabello. Se da prácticamente la idea de que la fealdad de un órgano o de todo el organismo significa su morbosidad interna, es decir, la naturaleza revela perturbaciones fisiológicas internas de un organismo a través de la falta de armonía de forma y color. Los organismos gravemente enfermos y muertos son sus extremos. Los que dudan en mis puntos de vista, y los malos observadores de la naturaleza, pueden recordar aquí la ley de que no hay regla sin excepción; y en cuanto las personas, queda el hecho de que ni higiénica ni estéticamente tenemos la menor idea de como era la belleza ideal y la salud del ser humano que vive en condiciones perfectamente naturales. Si gozar de lo bello es una oración en sentido favorable, entonces el disgusto que siente un ojo estético, al buscar la falta de armonía entre la forma y el color, debe incluir, hasta cierto punto, el reconocimiento de lo patológico.

Volvamos a nuestro tema. Sabemos que la Ciencia Médica es impotente en lo que respecta a la calvicie, y que la cosmética y la química de los tónicos no han logrado producir ni siquiera un cabello nuevo.

Ya he llamado al cabello, especialmente al de la cabeza humana, los órganos de olor del cuerpo, que son vías de expulsión de las exhalaciones del cuerpo humano. Todo el mundo sabe que el sudor se produce ante todo en la cabeza y en las axilas, y que con este sudor, especialmente en personas enfermas, le acompaña un olor desagradable. El Dr. Jäger llama a la enfermedad como "hedor". Esto, con excepciones, por supuesto, me parece correcto hasta ahora, ya que soy capaz de pronunciar, sobre la base de muchos años de observación y experimentos, la siguiente concepción fundamental uniforme de la enfermedad:

La enfermedad es una fermentación y proceso de descomposición de las sustancias corporales o de una alimentación en exceso y antinatural, que, con el transcurso del tiempo, se ha acumulado, especialmente en los órganos digestivos, y que aparece en forma de excreción de mucosidad.

Es decir, significa en última instancia nada más que la putrefacción química, la descomposición de la albúmina celular. Como es bien sabido, este proceso va acompañado de hedor, mientras que la Naturaleza combina el origen de la nueva vida con la fragancia (la creación de las plantas). El ser humano en perfecto estado de salud debería exhalar fragancia, especialmente por su cabello.

Los poetas comparan con razón a las personas con una flor y hablan del cabello fragante de la mujer. YO, POR LO TANTO, RECONOZCO EN EL CABELLO DE LA CABEZA HUMANA UN ÓRGANO MUY IMPORTANTE QUE, ADEMÁS DE LOS FINES PROTECTORES Y DE REGULACIÓN DEL CALOR, TIENE UN DESTINO MUY INTERESANTE Y ÚTIL: conducir al exterior las exhalaciones, el olor de personas sanas y enfermas, lo que revela a los olfatos agudos y expertos no solo cualidades individuales, sino incluso ciertas revelaciones sobre el estado interno de salud o enfermedad del individuo. Si los médicos no han reconocido por mucho las alteraciones digestivas con los microscopios y tubos de ensayo, todavía hay ciertos curanderos que han podido establecer mediante el diagnóstico simple del cabello el proceso interno de descomposición que produce el hedor: la enfermedad. Por esto, hay innumerables personas hoy en día, todavía jóvenes y que irradian salud, con un aliento como el de una cloaca, y que se preguntan por qué se les está cayendo el pelo. Ahora llegué al punto vital de mis investigaciones y observaciones.

Primero unas palabras más sobre el cabello gris. Se ha encontrado que en el cabello que se ha vuelto gris, el contenido de aire ha aumentado, y también soy de la opinión de que este "aire" consiste probablemente en gases mal olientes, o al menos se mezclan con estos. Recomendé a un químico con un "buen olfato" que descubriera aquí el ácido sulfuroso, que da la explicación a la desaparición del color del cabello, ya que es un hecho bien conocido que el dióxido de azufre blanquea sustancias orgánicas.

Ahora me parece cierto, no solo teóricamente, sino también sobre la base de mis interesantes experimentos en mi propio cuerpo, que la causa principal de la calvicie solo puede ser interna. Si a través de estos canales de hedor o, por así decirlo, "chimeneas de gas de la cabeza", se puede descargar constantemente gases mal olientes y corrosivos, muy probablemente impregnados con dióxido de azufre, en lugar de olores con fragancias naturales, no debemos sorprendernos si el cabello, junto con su raíz, se vuelve de color pálido cadavérico, se muere y se cae. Con esto, declaro haber reconocido la razón de la calvicie y haber mostrado el verdadero camino para su curación. Agrego que hace unos diez años, cuando padecía la inflamación crónica de los riñones, combinada con un alto grado de nervosidad, mi cabello se había vuelto muy gris y se caía. Después de haber sido curado de esta enfermedad grave por un tratamiento dietético, vi que al mismo tiempo desaparecían los pelos grises y que mi cabello crecía en una abundancia perfecta.

Si, por lo tanto, la causa principal de la calvicie se encuentra en la alteración de la digestión y el intercambio de materia, ciertamente puede curarse mediante la regulación de estas funciones. Se puede decir que incluso las cabezas absolutamente calvas pueden volver a tener esperanzas, sobre la base de mi descubrimiento, después de que todos los tónicos hayan fallado y vuelvan a fallar. La razón es que la causa no es externa y, por lo tanto, no se puede solucionar externamente. Quien vea que se le cae el pelo, o quien ya esté calvo, y desee una regeneración en este sentido, puede pedirme consejo. No hay un remedio interno general, y quien me haya entendido apreciará que la individualización es necesaria en todos los casos. Sobre la base de la influencia de mi doctrina de la dieta sobre la digestión y la creación de sangre y, por lo tanto, sobre la correcta nutrición del cabello, al menos puedo garantizar la inmovilidad del cabello, si mis consejos son seguidos correctamente

Por lo tanto, todos los síntomas del envejecimiento son una enfermedad latente, acumulación de mucosidad y obstrucción por la mucosidad. Todo el mundo se somete a una cura de restablecimiento profunda en caso de cualquier enfermedad, separándose de las células muertas a través de una dieta sin mucosidad y finalmente ayunando, rejuveneciéndose simultáneamente, y quien se somete a una cura rejuvenecedora, priva de su fundamento a todas y cada una de las enfermedades. Nadie esta obligado a creer en esta posibilidad. Sin embargo, en cada diccionario científico encontrará la teoría de que, en el peor de los casos, uno debe morir solo de perturbación en el intercambio de materia, es decir, estreñimiento por mucosidad, de modo que la vida debería terminar sin ninguna enfermedad. Esto sería lo normal; pero, por desgracia, la excepción, la enfermedad, se ha convertido hoy en la norma.

SI ALGUIEN VIVIERA DESDE SU NIÑEZ CON COMIDA ABSOLUTAMENTE SIN MUCOSIDAD Y NO SE ALIMENTARA MÁS QUE DE FRUTA, ES BIEN SEGURO QUE NO PODRÍA ENVEJECER NI ENFERMARSE. He visto personas que a través de una curación sin mucosidad se han rejuvenecido y embellecido a tal punto que no se les reconocida. Desde hace miles de años la humanidad sueña, imagina y dibuja la fuente de la juventud, y sentimentalmente la busca en las estrellas, en la sugestión.

Piense en las cantidades que se están gastando para remediar la debilidad e impotencia masculinas, la esterilidad, ¡por supuesto, todo en vano! Y qué fácil sería ayudar a algunas personas, especialmente a través de alimentos correctos y nutritivos de la cocina solar.

No podemos imaginar con qué belleza y facultades se mostró dotado el paradisíaco ser humano "divino", ¡qué maravillosa y fuerte voz tendría! El embellecimiento y el fortalecimiento de la voz; así es, la recuperación de la voz perdida es un síntoma asombroso en mi curación, y una prueba especialmente elocuente del efecto realmente grandioso de mi sistema para todo el organismo del paciente. Deseo referirme aquí especialmente al maravilloso éxito de la cura, sometida bajo mis instrucciones, por el cantante de la Real Cámara de Baviera, Heinrich Knote, de Munich, cuya voz había mejorado para asombro de todo el mundo musical.

Incrementando la Longevidad

En los capítulos anteriores, he citado la obstrucción por mucosidad como el motivo de la enfermedad y el envejecimiento. También probé la posibilidad de reemplazar las células muertas. En vista de este último hecho, no se puede negar que la inmovilidad total del motor humano se puede retrasar durante un larguísimo tiempo, si el cuerpo se está formando y manteniendo mediante el vivo alimento solar desde la infancia. En cualquier caso, el cuerpo así nutrido está muy por delante del que come mal y del que come de todo, ya que su material de construcción es mucho más duradero. En la forma correcta de vivir, el intercambio de materia ocurre en un grado mucho menor, así como el estrés en los órganos internos, especialmente el corazón y el estómago. Al realizar grandes esfuerzos, el organismo sin mucosidad tiene un mejor pulso cardíaco que un comedor en exceso. Simplemente a través de este ahorro de energía, es posible descubrir matemáticamente y probar una ventaja en cuanto a la longevidad. Pero ¿podemos quizás resolver mediante esta constipación por mucosidad, que lo explica todo, el último de todos los misterios, la muerte?

En las dolencias y aflicciones que ponen en peligro la vida, el cerebro y el corazón son los órganos cuya alteración funcional finalmente termina con la muerte. Podemos decir que, en la mayoría de las enfermedades, la muerte se produce a través del desarrollo adicional de enfermedades cardíacas. Con respecto a esto, la ciencia esta lejos de haber pronunciado su ultima palabra, pero podemos decir que la obstrucción de los vasos sanguíneos del corazón y la destrucción de sus sensibles nervios a través de una repetida intoxicación permanente de la sangre, es la última causa de muerte en todas las enfermedades crónicas. Asimismo, conduce a la obstrucción de los vasos sanguíneos sensibles en el cerebro y al estallido de los mismos (apoplejía), así como a cualquier otra obstrucción total de los vasos a un punto muerto de todas las funciones de la vida. Por supuesto, otras circunstancias juegan también un papel en ella, por ejemplo, suministro insuficiente de aire en caso de enfermedad de los pulmones. La ciencia también menciona la excesiva aparición de los glóbulos blancos de la sangre como la razón de la muerte. Este proceso de la enfermedad se considera una enfermedad en sí misma, y se llama "Leucemia": sangre blanca, pero mejor dicho, en mi opinión: más mucosidad que sangre. Muchas otras razones se dan para la causa de la muerte.

Si, por casualidad, una enfermedad no puede incluirse en ninguno de los registros mejor definidos, recibe el nombre de "caquexia", que suena muy sabio pero significa: mal estado de nutrición y deterioro. Ahora pregunto: ¿cual es realmente el veneno asesino? La ciencia médica moderna da los bacilos como causas de la mayoría de las enfermedades, lo que demuestra que también tiene la idea de un factor fundamental común para todas las enfermedades, el envejecimiento y la muerte, y sin duda una gran parte de todas las enfermedades y sus consecuencias (la muerte) se deben a los bacilos. Mi prueba experimental de que la mucosidad es el factor fundamental y principal difiere de la teoría del bacilo solo en que precisamente esta mucosidad es la base, la condición previa, lo primario.

La aparición excesiva de los glóbulos blancos de la sangre, es decir, de la muerta mucosidad blanca, en comparación con las rojas sustancias de hierro y azúcar, se está volviendo peligrosa para la vida. De color rojo y dulce es el símbolo visible de la vida y el amor; Blanca, pálida, incolora, amarga y abrumadora es la señal de la enfermedad por la mucosidad, la lenta desaparición del individuo.

La lucha por la muerte o la agonía solo pueden considerarse como una última crisis, un último esfuerzo del organismo para excretar mucosidad; una última pelea de las células aún vivas contra las muertas y sus venenos asesinos. Si las células blancas y muertas, la mucosidad en la sangre, ganan la ventaja, se produce no solo una obstrucción mecánica en el corazón, sino también una transformación química, una disminución, un envenenamiento total, una decadencia repentina de todo el suministro de sangre, y la máquina se detiene en seco. "Así ha querido Dios Todopoderoso"; "arrodillémonos ante el misterioso poder de la muerte", en consecuencia intervenimos con resignación.

Parte II

Instrucciones Completas para el Ayuno

La mayoría de las enfermedades se deben a hábitos alimenticios incorrectos, combinaciones incorrectas de alimentos, a alimentos ácidos y a los alimentos comerciales de la civilización actual. En las siguientes paginas se le enseñará cómo se puede superar los resultados de estos errores que la mayoría de nosotros nos infligimos ignorantemente.

Durante miles de años, el Ayuno ha sido reconocido como la medida curativa suprema de la naturaleza. Pero el arte de Cuándo, Por Qué y Cómo hacerlo ha sido perdido por aquellos que viven en la civilización actual, con muy pocas excepciones. El cuerpo debe tener alimentos buenos y nutritivos, es el grito de batalla de hoy. Pero, ¿cuál es el buen alimento nutritivo?

Los desafortunados enfermos recorren las diversas escuelas especializadas en terapias, alguno de ellos considerado fakir, otros ignorantes sin saberlo, pero en la mayoría de los casos andan a tientas en la oscuridad y en vano en busca de la verdad. Y la parte desafortunada de todo es que mueren antes de haber aprendido la verdad. Los evangelistas religiosos y los curanderos divinos tienen la ventaja de darle a la Naturaleza una oportunidad—recomendaciones de "especialistas", cirugía científica, inyecciones de suero y las vacunas inoculantes son los verdaderos agresores de una naturaleza indignada. Y así se convierte en un caso de "ciegos guiando a ciegos". Con lo simple que es recibir instrucciones de la Naturaleza. Observe a los animales como se curan en el momento de la enfermedad—sin el uso de la llamada Medicina Científica. Este, entonces, es el secreto supremo de la Autocuración de la Madre Naturaleza.

En los siguientes capítulos, tenemos la intención de mostrar por qué es necesario utilizar alimentos cocinados y alimentos naturales para equilibrar adecuadamente su dieta. También explicaremos las causas de la fermentación y los alimentos productores de gases.

Ayuno Racional para el Rejuvenecimiento Físico, Mental y Espiritual

Es significativo para nuestra época de degeneración que el ayuno, con el que me refiero a vivir sin alimentos sólidos ni líquidos, siga siendo un problema como factor de curación para el ser humano común y para el médico ortodoxo. Incluso la Naturopatía requirió algunas décadas en su desarrollo para tomar el único "remedio" curativo universal y omnipotente de la Naturaleza. Es aún más significativo que el ayuno todavía se considere como un tipo de cura "especial", y debido a algunos resultados aislados verdaderamente "maravillosos", recientemente se ha convertido en una moda mundial. Algunos expertos partidarios en curas naturales idean "prescripciones" generales para el ayuno, y de cómo romper un ayuno, independientemente de su condición o de la causa de la que usted es víctima.

Por otro lado, el ayuno es tan temido y tan tergiversado que el ser humano promedio realmente lo considerará a usted un necio si suprime algunas comidas cuando se encuentra enfermo, pensando que usted se morirá de hambre, cuando en realidad se está curando. El médico en general respalda y, de hecho, enseña creencias tan ridículas con respecto a la única ley fundamental de la Naturaleza de toda recuperación y "curación".

Todo lo que haya sido diseñado y formulado para eliminar los problemas de la enfermedad y diseñado como "tratamiento natural" sin tener al menos alguna restricción o cambio en la dieta, o sin el ayuno, es un desprecio fundamental de la verdad sobre la causa de la enfermedad.

¿Alguna vez pensó qué significa la falta de apetito cuando está enfermo? ¿Y que los animales no tienen médicos, ni droguerías, ni sanatorios, ni instrumental de curación? La Naturaleza demuestra y enseña con este ejemplo que existe una sola enfermedad y que esta es causada por la alimentación y, por lo tanto, cada enfermedad que pueda ser nombrada por el ser humano, es y puede ser sanada por un solo "remedio", haciendo el opuesto a la causa, por la compensación del error, por ejemplo, reduciendo la cantidad de comida o ayunando. La razón por la cual muchas curas de ayuno, especialmente largas, han fallado y continúan fracasando es debido a la ignorancia que todavía existe con respecto a lo que está sucediendo en el cuerpo durante un ayuno, una ignorancia que existe aún incluso en las mentes de los Naturópatas y expertos en ayuno hasta fechas presentes.

Me atrevo a decir que quizás no haya otra persona en la historia que haya estudiado, investigado, probado y experimentado tanto sobre el ayuno como lo he hecho yo. No hay otro experto en la actualidad, hasta donde yo sé, que haya llevado a cabo tantas curas por ayuno en los casos más graves, como yo lo hice. Inauguré el primer sanatorio en el mundo especializado en Ayuno, combinado con la Dieta Amucosa, y el Ayuno es una parte esencial del *Sistema Curativo por Dieta Amucosa*. También hice cuatro pruebas científicas públicas de ayuno de 21, 24, 32 y 49 días, respectivamente, como demostración. La última prueba es el *récord mundial* de un ayuno llevado a cabo bajo una estricta *supervisión científica de funcionarios gubernamentales*.

Por lo tanto, usted puede creerme cuando enseño algo nuevo e instructivo sobre lo que realmente sucede en el cuerpo durante un ayuno. Usted aprendió que el cuerpo debe considerarse primero como una máquina, un mecanismo hecho de un material parecido a la goma que ha sido demasiado expandido durante toda su vida por alimentarse en exceso. Por lo tanto, el funcionamiento del organismo está continuamente obstruido por una sobrepresión antinatural de la sangre y de los tejidos. Tan pronto como deja de comer, esta sobrepresión se alivia rápidamente, los canales de la circulación se contraen, la sangre se vuelve más concentrada y se elimina el agua superflua. Esto continúa durante los primeros días e incluso puede sentirse bien, pero luego las obstrucciones de la circulación se vuelven más grandes porque el diámetro de los canales se hace más pequeño y la sangre debe circular a través de muchas partes del cuerpo, especialmente en los tejidos, donde esté sucediendo el síntoma y alrededor de este, contra la mucosidad pegajosa, exprimida y disuelta en el interior de las paredes; en otras palabras, la corriente sanguínea debe vencer, disolver y llevar consigo la mucosidad y los venenos para eliminarlos a través de los riñones.

Cuando usted ayuna elimina primero y de inmediato las obstrucciones primarias de alimentarse en exceso e incorrectamente. Esto hace que se sienta relativamente bien, o posiblemente incluso mejor que cuando come, pero, como se explicó anteriormente, usted trae de nuevo obstrucciones secundarias de sus propios desechos a la circulación y se siente miserable. Usted y todos los demás culpan de esto a la falta de comida. Al día siguiente puede notar con certeza la presencia de mucosidad en la orina y cuando se elimina la cantidad de desechos que se ingiere de la circulación, sin duda se sentirá bien, incluso mejor que nunca. Por lo que es un hecho bien conocido que una persona ayunadora puede sentirse mejor y en realidad es más fuerte en el vigésimo día que en el quinto o sexto día—esto es sin duda una *tremenda* prueba de que *la vitalidad no depende principalmente de la comida*, sino de la obstrucción de la circulación (Vea la lección V de mi *"Sistema Curativo por Dieta Amucosa"*)*. Cuanto menor es la cantidad de "O" (obstrucción), mayor "P" (presión de aire) y, por consiguiente, "V" (vitalidad).

A través de la anterior explicación esclarecedora, puede ver que el ayuno es: Primero, una proposición negativa para aliviar al cuerpo de las obstrucciones directas de alimentos sólidos más

---

* *"Sistema Curativo por Dieta Amucosa"* traducido del original disponible en *www.arnoldehret.info*

antinaturales; Segundo, un proceso mecánico de eliminación al contraer los tejidos extrayendo la mucosidad, causando fricción y obstrucción en la circulación.

Los siguientes son ejemplos de la vitalidad por "P", Poder, presión de aire por sí sola:

Uno de mis primeros ayunadores, un vegetariano relativamente sano, caminó 45 millas (unos 72 km) por la montaña en su día 24 de ayuno. Un amigo quince años más joven y yo caminamos 56 HORAS CONTINUADAS después de un ayuno de diez días.

Un médico alemán, especialista en curas de ayuno, publicó un folleto titulado "El Ayuno, el Aumento de la Vitalidad". Aprendió el mismo hecho que yo, pero no sabe cómo ni por qué, y la vitalidad, por lo tanto, permaneció misteriosa para él.

Si solo bebe agua durante un ayuno, el mecanismo humano se limpia a sí mismo, igual que si presiona una esponja húmeda y sucia, pero la suciedad en este caso es mucosidad pegajosa y en muchos casos pus y medicamentos, que debe pasar a través de la circulación hasta que esté tan completamente disuelta que pueda pasar a través de la fina estructura del "tamiz fisiológico" llamado riñones.

Construyendo un Cuerpo Perfecto a través del Ayuno

Durante un ayuno, mientras el desecho esté en la circulación, usted se sentirá miserable; tan pronto como el desecho pase a través de los riñones, se encontrará bien. Dos o tres días más tarde el mismo proceso se repite. Ahora debe tener claro por qué las condiciones cambian tan a menudo durante un ayuno; ahora debe estar claro para usted por qué es posible que se sienta inusualmente mejor y más fuerte en el vigésimo día de ayuno que en el quinto, por ejemplo.

Pero todo este trabajo de limpieza, a través de la continua contracción de los tejidos (volviéndose delgados), está siendo realizada con y por medio de la composición de la sangre original del paciente y, por consiguiente, un ayuno prolongado, especialmente un ayuno demasiado prolongado, puede convertirse en un crimen si el organismo enfermo está demasiado obstruido por los desechos. Los ayunadores que murieron por un ayuno demasiado largo no murieron por falta de alimento, sino que se ahogaron en su propio residuo. Hice esta declaración hace años. Más claramente expresado: la causa inmediata de la muerte no es por una sangre pobre en sustancias vitales, sino por una obstrucción excesiva. "O" (obstrucción) llega a ser tan grande o incluso mayor que "P" (presión de aire) y el mecanismo del cuerpo alcanza su "punto de muerte".

YO LE DOY A TODOS MIS AYUNADORES LIMONADA CON UN TOQUE DE MIEL O AZÚCAR MORENA PARA AFLOJAR Y DILUIR LA MUCOSIDAD EN LA CIRCULACIÓN. El jugo de limón y los ácidos de frutas de todo tipo neutralizan la pegajosidad de la mucosidad y del pus (el ácido hace perder su función pegajosa).

Si alguna vez un paciente ha tomado medicamentos durante toda su vida—que llegan a almacenarse en el cuerpo igual que los desechos de los alimentos, su condición podría resultar grave o incluso peligrosa cuando estos venenos entren en la circulación, cuando tome su primer ayuno. Pueden aparecer palpitaciones en el corazón, dolores de cabeza, nerviosismo, y especialmente insomnio. *Vi pacientes eliminar medicamentos que habían tomado cuarenta años atrás.* Los síntomas como los descritos anteriormente son atribuidos por todos al "ayuno", y especialmente por los médicos.

¿CUÁNTO TIEMPO DEBERÍA UNO AYUNAR?

La Naturaleza responde a esta pregunta en el reino animal con cierta crueldad: "¡ayunar hasta sanar o morir!". En mi opinión, del 50 al 60% de las llamadas personas "sanas" de hoy en día y del 80 al 90% de los enfermos crónicos serios morirían de sus enfermedades latentes a través de un ayuno prolongado.

El tiempo que una persona debe ayunar no puede definirse concretamente con anticipación, incluso en los casos en que se conoce la condición del paciente. Cuando y cómo romper el ayuno se determina observando cuidadosamente *cómo cambian las condiciones durante el ayuno*; usted ahora comprende que el ayuno se debe romper *tan pronto como note que las obstrucciones se están volviendo demasiado grandes* en la circulación, y la sangre necesita nuevas sustancias vitales para resistir y neutralizar los venenos.

Cambie sus ideas con respecto al dicho de "cuanto más largo sea el ayuno, mejor será la cura". Ahora usted puede comprender fácilmente la razón. El ser humano es el animal más enfermo de la tierra; ningún otro animal ha violado las leyes de alimentación tanto como el ser humano; ningún otro animal come tan erróneamente.

Aquí está el punto donde la inteligencia humana puede ayudar correctamente en el proceso de autocuración mediante los siguientes ajustes, que abarcan el *Sistema Curativo por Dieta Amucosa*:

Primero—Prepárese para un ayuno más llevadero con una dieta que cambia gradualmente hacia una dieta sin mucosidad, y con laxantes y enemas.

Segundo—Combine de forma periódica ayunos cortos con algunos días de dieta limpiadora, pobre en mucosidad y sin mucosidad.

Tercero—Tenga especial cuidado si el paciente usó muchos medicamentos; especialmente si se ha usado mercurio, salitre o óxido de plata (tomado para enfermedades venéreas), en cuyo caso es aconsejable una larga dieta preparatoria y lentamente cambiante.

La propuesta de un "experto" de ayunar hasta que la lengua esté limpia causó muchos problemas con los ayunadores "fanáticos", y personalmente conozco un caso de muerte. Puede que se sorprenda cuando le digo que tenía que curar a pacientes de los efectos negativos de un ayuno demasiado prolongado. El motivo será aclarado más adelante.

A pesar de lo anterior, cada cura, y especialmente cada cura por dieta, debe comenzar con un ayuno de dos o tres días. Cada paciente puede hacer esto sin ningún peligro, independientemente de cuán gravemente enfermo pueda estar. Primero un laxante suave y luego *un enema diario* lo hace más fácil y menos dañino.

CÓMO ROMPER UN AYUNO

El alimento adecuado después de un ayuno es tan importante y decisivo para obtener resultados adecuados como el ayuno en sí mismo.

Al mismo tiempo, depende completamente de la condición del paciente, y sobre todo de la duración del ayuno. Puede aprender de los resultados de estos dos casos extremos, que terminaron fatalmente, no por el ayuno, sino por la primera comida equivocada, simplemente porqué este CONOCIMIENTO *es tan importante*.

Un exclusivo comedor de carne, que sufría diabetes, rompió su ayuno, que duró aproximadamente una semana, comiendo dátiles y murió a causa de las consecuencias. Un hombre de más de 60 años de edad ayunó veintiocho días (demasiado tiempo); su primera comida fue de alimentos vegetarianos consistentes principalmente de patatas hervidas. Una operación necesaria mostró que las patatas fueron retenidas en los contraídos intestinos por una mucosidad espesa y pegajosa tan fuerte que se le tuvo que cortar una parte de estos y el paciente murió poco después de la operación.

En el primer caso, los venenos terribles se aflojaron en el estómago de este comedor exclusivo de carne durante su ayuno mezclándose con el azúcar concentrado de fruta de los dátiles, causando a la vez una fermentación tan grande con gases de ácido carbónico y otros venenos que el paciente no pudo soportar el shock. El consejo correcto sería: primero un laxante, luego vegetales crudos y cocinados sin almidón, y una porción de pan de salvado tostado. El chucrut es recomendable en tales casos. Él no debió haber comido frutas durante mucho tiempo después de haber roto el ayuno. El paciente debería haber estado preparado para el ayuno mediante una dieta de transición más larga.

En el segundo caso, el paciente ayunó demasiado tiempo para una persona de su edad sin la preparación adecuada.

A través de estos dos ejemplos muy instructivos, usted puede ver cómo de diferente e individual debe ser el consejo, y como de equivocado es hacer sugerencias generales sobre cómo romper un ayuno.

Reglas Importantes para el Ayunador

PARA SER CUIDADOSAMENTE ESTUDIADAS Y MEMORIZADAS

Lo que se puede decir en general, y lo que yo enseño, es nuevo y diferente del promedio de expertos en ayuno, y es lo siguiente:

1—La primera comida y los menús durante unos días después de un ayuno deben ser de efecto laxante y no de valor nutritivo, como todos los demás piensan.

2—Cuanto antes pase la primera comida por el cuerpo, más eficazmente liberará la mucosidad y los venenos aflojados de los intestinos y del estómago.

3—Si no se produce una buena deposición después de dos o tres horas, ayúdese con laxantes y enemas. Cada vez que yo ayunaba siempre experimentaba una buena evacuación intestinal al menos una hora después de comer, y de inmediato me sentía bien. Después de romper un largo ayuno, la noche siguiente pasaba más tiempo en el baño que en la cama, y así era como debía ser.

Mientras estuve en Italia hace muchos años, después de un ayuno bebí unos dos cuartos de galón (unos 2 litros) de jugo de uva fresca.

iatamente experimenté una diarrea acuosa nucosidad espumosa. Casi inmediatamente és de experimentar una sensación de fuerza tan inusual, pude fácilmente realizar el ejercicio de flexión de rodilla y estiramiento de brazos 326 veces. ¡Esta eliminación tan completa de obstrucciones, que tiene lugar después de un ayuno de unos pocos días, aumenta "P", aumentando la vitalidad al mismo tiempo! Usted tendrá que experimentar una sensación similar para creerme, y después estará de acuerdo con mi fórmula, "Vitalidad es igual al Poder menos la Obstrucción", y se dará cuenta de lo absurdo que es inventar menús científicos nutritivos para la salud y la eficiencia.

4—Cuanto más largo es el ayuno, más eficientemente funcionan los intestinos una vez que ha terminado.

5—Los mejores alimentos laxantes después de un ayuno son frutas frescas y dulces; las mejores de todas son las cerezas y las uvas, luego unas pocas ciruelas remojadas o cocidas. Estas frutas *no deben usarse después del primer ayuno de un comedor de carne*, sino solo por las personas que han vivido durante cierto tiempo con alimentos sin mucosidad o al menos pobres en mucosidad, la "dieta de transición".

6—En los casos promedios, es aconsejable romper el ayuno con vegetales sin almidón crudos y cocinados, la espinaca cocida tiene un efecto especialmente bueno.

7—Si los alimentos de la primera comida no le causan ninguna molestia, usted puede comer tanto como pueda. Comer solo una pequeña cantidad de alimento durante los primeros 2 o 3 días sin experimentar una deposición, debido a la pequeña cantidad de alimento ingerido, (otro consejo equivocado dado por "expertos"), es peligroso.

8—Si se encuentra en las condiciones adecuadas para comenzar a comer con frutas y no tiene una deposición después de aproximadamente una hora, coma más cantidad o ingiera una comida a base de vegetales como se sugirió anteriormente, coma hasta que saque los desechos acumulados durante el ayuno con su materia fecal, después de ingerir la primera comida.

Reglas Durante el Ayuno

1—Limpie el intestino grueso tan bien como pueda mediante enemas, al menos cada dos días.

2—Antes de comenzar un ayuno más prolongado, tome un laxante de vez en cuando y, por supuesto, el día antes de comenzar el ayuno.

3—Si es posible, *permanezca al aire fresco*, día y noche.

4—Haga una caminata, ejercicio o algún otro trabajo físico *solo cuando se sienta lo suficientemente fuerte como para hacerlo*; si está cansado y débil, descanse y duerma todo lo que pueda.

5—En los días en que se sienta débil, y usted experimentará esto en los días en que los desechos estén en circulación, encontrará que su sueño es inquieto y perturbado y puede experimentar malos sueños. Esto es causado por medio de los venenos que pasan a través del cerebro. La duda, la pérdida de fe, surgirá en su mente; cuando esto suceda tome este libro y léalo una y otra vez, al igual que los otros capítulos sobre el ayuno, y especialmente la Lección V de mi *"Sistema Curativo por Dieta Amucosa"*. No olvide que está, figuradamente hablando, en la mesa de operaciones de la Naturaleza; la más maravillosa de todas las operaciones que podrían realizarse;

¡y sin el uso de un bisturí! Si siente alguna sensación extraordinaria debido a los medicamentos que están ahora en la circulación, *apliquese un enema de inmediato*, acuéstese y, si es necesario, rompa el ayuno, *pero no con frutas*.

6—Cuando se levante después de acostarse, hágalo lentamente; de lo contrario, puede marearse. Esta condición no es grave, pero es mejor evitarla de esta manera. Me causó un miedo considerable al principio, y sé de una serie de ayunadores y comedores estrictos que se dieron por vencidos cuando experimentaban esta sensación, ellos perdieron su fe para siempre.

BEBIDAS DURANTE EL AYUNO

El entusiasta "fanático" del ayuno bebe solo agua. Él piensa que es mejor evitar absolutamente cualquier rastro de alimento. YO CONSIDERO QUE LO MEJOR ES UNA LIMONADA LIGERA CON UN POCO DE MIEL O AZÚCAR MORENO O UN PEQUEÑO JUGO DE FRUTA. Beba con la frecuencia que desee durante el día, pero en general no más de 2 o 3 litros por día. Mientras menos beba, más agresivo trabaja el ayuno.

Como un cambio, los jugos de vegetales hechos de vegetales sin almidón cocidos son muy buenos durante un ayuno más largo. El jugo de tomate crudo, etc., también es bueno. Pero si el jugo de fruta, por ejemplo, el jugo de naranja, se usa durante un ayuno prolongado, tenga mucho cuidado ya que los jugos de fruta pueden provocar que los venenos se aflojen demasiado rápido sin causar un movimiento intestinal. Conozco varios casos de tales ayunos de frutas o zumos de frutas que fallaron por completo porque toda la mucosidad y todos los venenos si se aflojan demasiado rápido y demasiado a la vez perturban demasiado a todos los órganos cuando se encuentran en la circulación, y siendo así solo pueden eliminarse a través de la circulación y sin la ayuda de los movimientos intestinales.

AYUNO MATINAL O
PLAN SIN DESAYUNO

El peor de todos los hábitos alimenticios de hoy en día es llenar el estómago con comida a primera hora de la mañana. En los países europeos, con excepción de Inglaterra, nadie toma una comida regular para el desayuno; generalmente es solo una bebida de algún tipo acompañada con pan.

El único momento en que las personas no comen de 10 a 12 horas es durante la noche, mientras duermen. Tan pronto como su estómago está libre de alimentos, el cuerpo comienza el proceso de eliminación de un ayuno; por lo tanto, las personas obstruidas se despiertan por la mañana sintiéndose miserables y generalmente tienen una lengua intensamente saburral. No tienen apetito en absoluto, sin embargo, demandan comida, la comen y se sienten mejor, ¿POR QUÉ?

OTRO "MISTERIO" REVELADO

Este es uno de los mayores problemas que he resuelto, y es uno que desconcierta a todos los "expertos" que creen que es por el alimento en sí. Tan pronto como rellene el estómago con comida, ¡LA ELIMINACIÓN SE DETIENE y usted se siente mejor! Debo decir que este secreto que descubrí es indudablemente la explicación de por qué comer se convirtió en un hábito, y ya no es lo que la Naturaleza pretendía que fuera, es decir, una satisfacción, una compensación de la necesidad de alimento de la Naturaleza.

Este hábito de comer, que afecta a toda la humanidad civilizada y ahora se explica fisiológicamente, implica y prueba el dicho que formulé hace mucho tiempo: "La vida es una tragedia de nutrición". Cuanto más desecho acumula el ser humano, más debe comer para detener la eliminación. Tuve pacientes que tuvieron que comer varias veces durante la noche para poder volver a dormir. En otras palabras, tuvieron que poner comida en el estómago para evitar la digestión de la mucosidad y los venenos acumulados en él.

Ayunos Cortos
y el Plan Sin Desayuno

Durante mi experiencia con más de 1000 ayunadores vi pacientes que tenían que comer durante la noche para poder dormir nuevamente. Le he enseñado por qué sucede esto. Al despertar, es posible que se sienta bien, pero en lugar de levantarse, permanece en la cama y se duerme otra vez, tiene un mal sueño y, de hecho, se siente miserable al despertar la segunda vez. Ahora usted puede entender la razón exacta de esto.

Tan pronto como usted se levanta y se desplaza, camina o hace ejercicio, el cuerpo entra en una condición completamente diferente que en la que estaba durante el sueño. La eliminación se ralentiza, la energía es utilizada en otros lugares.

Si el desayuno es eliminado de sus menús diarios, es probable que experimente sensaciones inofensivas, como dolores de cabeza durante los primeros uno o dos días, pero luego se sentirá mucho mejor, trabajará mejor y disfrutará de su almuerzo mejor que nunca. Cientos de casos severos se han curado solo con el "ayuno sin desayuno", sin cambios importantes en la dieta; demostrando que ingerir una comida completa en el desayuno es el peor de todos los hábitos, y el más perjudicial.

Es aconsejable y realmente de gran ventaja permitir que el paciente tome la misma bebida en el desayuno a la que está acostumbrado; si él anhela el café, déjelo continuar con su bebida de café, ¡pero *absolutamente* ningún alimento SÓLIDO! Más tarde, reemplace el café con un jugo de vegetales tibio, y más tarde cambie a la limonada. Este cambio debe hacerse gradualmente para el comedor mixto promedio.

EL AYUNO DE 24 HORAS O PLAN DE UNA COMIDA AL DÍA

Al igual que con el ayuno del desayuno, usted puede curar casos más severos con el ayuno de 24 horas, o para casos de profundas cargas crónicas y medicamentos es un paso preliminar cuidadoso para los ayunos más largos necesarios. El mejor momento para comer es por la tarde, digamos, a las 15 o 16 horas.

Si el paciente está en la dieta amucosa o de transición, déjelo comer las frutas primero, (las frutas siempre deben comerse primero) y después de un lapso de 15 a 20 minutos coma los vegetales; pero todo debe ser comido dentro de una hora para que sea, por así decirlo, una comida.

EL AYUNO CUANDO SE USA EN CONEXIÓN CON EL SISTEMA CURATIVO POR DIETA AMUCOSA

Como ya dije antes, ya no estoy a favor de ayunos largos. De hecho, puede volverse un crimen dejar que un paciente ayune durante 30 o 40 días con agua, contrayendo los canales de la circulación, que se llenan continuamente con más y más mucosidad y de peligrosos venenos y antiguos medicamentos, y al mismo tiempo sangre putrefacta de su viejo "almacenamiento"; de hecho, en realidad está muriendo de hambre de los elementos necesarios de alimentos vitales. Nadie puede soportar un ayuno de este tipo sin perjudicar su salud, o sin dañar su vitalidad.

Si el ayuno va a ser utilizado, comience primero con el plan sin desayuno; luego siga con el ayuno de 24 horas por un tiempo; luego aumente gradualmente hasta 3, 4 o 5 días de ayuno, comiendo entre ayunos durante 1, 2, 3 o 4 días una dieta sin mucosidad, combinando esto individualmente a modo de ajuste para la eliminación, y al mismo tiempo suministrando y reconstruyendo el cuerpo continuamente con y por los mejores elementos contenidos y encontrados solo en los alimentos sin mucosidad.

A través de este ayuno intermitente, la sangre se mejora gradualmente, se regenera, puede soportar más fácilmente los venenos y los desechos, y al mismo tiempo puede disolver y eliminar los "depósitos de enfermedad" de los tejidos más profundos del cuerpo; depósitos que ningún médico imaginó que existieran, y que ningún otro método curativo jamás ha descubierto o nunca ha podido eliminarlo.

Esto, entonces, es el *Sistema Curativo por Dieta Amucosa*, con el Ayuno como parte esencial del mismo.

EL AYUNO EN CASOS DE ENFERMEDAD AGUDA

"Curas de Hambre—Curas Maravillosas" fue el título del primer libro de ayuno que leí, donde se narran las experiencias de un médico de campo que dijo: "Ninguna enfermedad aguda y febril debe ni puede terminar con la muerte si se sigue la orden instintiva de la Naturaleza, dejar de comer por falta de apetito".

Es una locura dar de comer a un paciente con neumonía con fiebre alta, por ejemplo. Después de haber tenido una contracción inusual de los tejidos pulmonares por un "resfriado", la mucosidad expulsada entra en la circulación y produce una inusual fiebre térmica. El motor humano, que ya está en el punto de colapso por del calor, se calienta más (fiebre) a través del alimento sólido, caldo de carne, etc. (los supuestos alimentos buenos y nutritivos).

Los baños de aire en la habitación, los enemas, los laxantes y la limonada fresca salvarían las vidas de miles de jóvenes a los que se les permite morir diariamente, víctimas inocentes de la neumonía u otras enfermedades agudas—debido a la obstinada ignorancia de los médicos y las demás personas llamadas altamente civilizadas.

Renacimiento Espiritual a través del Ayuno Superior

Todos los expertos, a excepción de mí, creen que usted vive de su propia carne durante un ayuno. Ahora sabe que a lo que ellos llaman metabolismo, "metabolizar su propia carne cuando ayuna", es simplemente la eliminación del desecho.

El "faquir" Indio, el más grande ayunador en el mundo de hoy en día, no es más que piel y huesos. Aprendí que cuanto más limpio esté, más fácil es ayunar, y más tiempo puede soportarlo. En otras palabras, en un cuerpo libre de todo desecho y venenos, y cuando no se toman alimentos sólidos, el cuerpo humano funciona por primera vez en su vida sin obstrucciones. La elasticidad de todo el sistema tisular y de los órganos internos, especialmente de los pulmones esponjosos, funciona con una vibración y eficiencia completamente diferente de la que tenían antes, solo con aire y sin la menor obstrucción. Dicho de otra manera: "V" es igual a "P" y si usted simplemente suministra al "motor" el agua necesaria que utiliza, ascenderá a un estado más elevado de condiciones físicas, mentales y espirituales. Yo llamo a esto el "Ayuno Superior".

Si su "almacén" de sangre se forma al comer los alimentos que yo le enseño, su cerebro funcionará de una manera que le sorprenderá. Su vida anterior tomará la apariencia de un sueño y, por primera vez en su existencia, su conciencia despertará a una real autoconciencia.

Su mente, su forma de pensar, sus ideales, sus aspiraciones y su filosofía cambiarán fundamentalmente de tal manera que es difícil de describir.

Su alma gritará de alegría y triunfará sobre toda la miseria de la vida, dejando todo atrás. Por primera vez sentirá una vibración de vitalidad a través de su cuerpo, como una ligera corriente eléctrica, que le sacude deliciosamente.

Usted aprenderá y se dará cuenta de que el ayuno y el ayuno superior (y no los volúmenes de la psicología y la filosofía) son la clave real y única para una vida superior; para la revelación de un mundo superior, y para un mundo espiritual.

Conclusión

A pesar de haber llevado a cabo miles de curas por ayunos, un gran número de personas han sido ayudadas simplemente cambiando sus hábitos dietéticos actuales. El cambio repentino de la dieta causa disturbios incluso en una persona completamente sana. Por esta razón, un cambio realizado demasiado rápido puede volverse peligroso y, por lo tanto, es esencial obtener un conocimiento completo.

Para aliviar y evitar cualquier alteración de la salud y, al mismo tiempo, para reemplazar las viejas placenteras "golosinas" por los nuevos y mejores alimentos, siga mi dieta de transición y podrá lograrlo. Cambiar de comer carne a una dieta estrictamente vegetariana o frutal siempre da como resultado una sensación más vigorosa durante los primeros días; luego aparece la debilidad, la gran fatiga, posiblemente dolores de cabeza y palpitaciones en el corazón.

La fruta, al ser el único alimento natural, afloja y disuelve la mucosidad, los venenos y las toxemias, y la suciedad acumulada y la ciénaga de la sobrealimentación se transmiten a través de la circulación de la sangre. Los tejidos muertos y descompuestos se apartan para dejar lugar a las nuevas sustancias alimenticias vivas y, por este tiempo el paciente pierde el equilibrio en el cambio de materia. La eliminación del veneno a través de la circulación sanguínea causa más o menos una perturbación de la salud. Y a menos que esté completamente convencido de la eficacia de la dieta natural, sus amigos le disuadirán de nuevos intentos de limpiar el cuerpo e instarán a una interrupción de la purificación interna con el fin de salvarle de lo que creen que resultará grave; y pronto se volverá delgado, su cara se verá demacrada y ojerosa, y una depresión general de sentimientos le alcanzará. Esto entonces, es la crisis curativa y si se lleva a cabo de forma comprensiva dará como resultado la buena salud que se espera. Yo divido todos los alimentos en dos tipos:

1. Alimentos formadores de mucosidad.

2. Alimentos no formadores mucosidad.

Bajo el primer punto, encontramos carne, huevos, grasas, leche y todos los subproductos elaborados a partir de los mismos, judías secas, guisantes secos, lentejas y TODOS LOS ALIMENTOS AMILÁCEOS.

La segunda clasificación abarca: todos los vegetales verdes sin almidón y todo tipo de frutas. Hay ciertos vegetales y frutas que contienen más o menos almidón, y se les debe dar un lugar de importancia secundaria en la dieta.

Comience la transición con tantos alimentos sin mucosidad como le sea posible y con la menor cantidad posible de alimentos formadores de mucosidad. Yo llamo a esto la DIETA POBRE EN MUCOSIDAD. El siguiente paso hacia la salud es la DIETA AMUCOSA, que significa una combinación de frutas y vegetales sin almidón. Con la ayuda de esta dieta de transición y algunos conocimientos de la persona para elegir y combinarlos correctamente, se le revela la mayor y más importante verdad de la vida. La mal llamada fuerza que experimentamos después de comer carne no es más que una estimulación, ya que en la carne no hay elementos nutritivos para los humanos. Al ingerir este alimento se endurecen las arterias, en la que las partículas grasas se depositan en forma de placa en las paredes de los vasos sanguíneos. Estas construyen un revestimiento que obstruye, y que con el tiempo puede calcificarse y endurecerse; resultando a menudo en una presión arterial alta. Este tipo de endurecimiento de las arterias es el principal villano en la muerte y la discapacidad. Los ataques cardíacos, la artritis y las enfermedades de la senilidad provienen de esta misma causa. ¡Los animales carnívoros morirían ingiriendo carnes cocinadas sin sangre ni huesos! Y las ratas mueren pronto con una dieta exclusiva de harina blanca.

Mi teoría de la mucosidad—ahora un hecho comprobado—ha sido cada vez más reconocida. Ha superado el examen con enorme éxito y hoy tiene una base en la que el TRATAMIENTO NATURAL Y LA DIETA ES EL SISTEMA CURATIVO MÁS PERFECTO Y EXITOSO CONOCIDO.

A través de "Ayuno Racional" y la "Dieta Amucosa" la humanidad sufriente ahora puede tener los medios no solo de aliviar, sino también de

PREVENIR la enfermedad, y de construir una raza mejorada de personas que nunca necesiten saber cuales son las condiciones de enfermedad. Y mi más ferviente esperanza es que traerá una humanidad mejor civilizada.

ARNOLD EHRET

Otras publicaciones de Arnold Ehret traducidas por David Gil:

SISTEMA CURATIVO POR DIETA AMUCOSA

Un curso completo a través del cual aprenderás en qué consiste el método para recuperar la Salud. El conocimiento que permite al paciente comprender qué está sucediendo durante el proceso curativo.

PERSONAS ENFERMAS (KRANKE MENSCHEN)

El Factor Común en la Naturaleza de todas las Enfermedades, en el Envejecimiento y en la Muerte. Este fue el primer libro de Arnold Ehret publicado originalmente en alemán en 1910. Expone sus maravillosos conocimientos sobre como la humanidad está portando un organismo enfermo desde el comienzo de la civilización.

LA CURA DEFINITIVA DEL ESTREÑIMIENTO CRÓNICO

Libro publicado originalmente en 1922, donde se detallan cuales son las causas del estreñimineto crónico, una afección que lleva padeciendo la humanidad desde tiempos remotos. Arnold Ehre explica de forma sencilla cuales son los principales errores que se cometen en nuestro dia a dia, y propone la solución que aplicaba con éxito a sus pacientes.

EL CAMINO HACIA LA SALUD Y LA FELICIDAD

Una serie de artículos escritos por Arnold Ehret, Teresa Mitchell y Fred. S. Hirsch. También se incluye un Epílogo redactado por Irene Bueno quien comenta diferentes citas de estos autores y da su opinión respecto a la posibilidad de llevar a cabo una limpieza del organismo en nuestra era actual.

EN FORMA FÍSICA A TRAVÉS DE LA DIETA SUPERIOR Y EL AYUNO Y UN CONCEPTO RELIGIOSO EN EL ÁMBITO FÍSICO, MENTAL Y ESPIRITUAL DE LA DIETÉTICA.

Ehret habla sobre como era el ser humano cuando vivía de forma Paradisíaca en sus inicios, antes de dar comienzo la civilización. También da una nueva visión de las Sagradas Escrituras, mostrando que son textos que hablan sobre la dieta del ser humano y como Jesús era un conocedor de las Verdades que nos ofrece la Naturaleza, habiéndolas aplicado en sí mismo y en todos sus pacientes.

Disponibles en:

www.arnoldehret.info

Síguenos en las Redes Sociales:

Arnold Ehret
www.instagram.com/arnoldehret
www.facebook.com/arnoldehret.info
www.arnoldehret.info

David Gil
www.instagram.com/edenicboy
www.youtube.com/edenicboy
www.caminoalorigen.es

Vuelta al Paraíso Frugal
Grupo de Estudio del Sistema Curativo por Dieta Amucosa
www.facebook.com/groups/mucusless

Made in the USA
Columbia, SC
15 August 2021